QUANTENENERGIE UND HEILUNG

Quantenenergie und Heilung

Das Buch der Praktiker

Hinweise an die Leserinnen und Leser

Dieses Buch ist ein Ratgeber zur Arbeit mit Selbstheilungsenergien, wobei Heilung nicht im Sinne einer medizinischen Behandlung zu verstehen ist. Es geht um die Aktivierung der Selbstheilungsfähigkeit des menschlichen Organismus. Diese Fähigkeit soll mit den dargestellten Verfahren und Techniken gefördert werden. Obwohl die dargestellten und ähnliche Verfahren gut erprobt sind, kann der Autor keine Garantie für Erfolge in der Anwendung übernehmen. Jeder Anwender von Energiearbeit muss seine Arbeit eigenverantwortlich gestalten. Wir weisen darauf hin, dass in Deutschland nur derjenige Krankheiten bzw. kranke Menschen mit dem Ziel der Therapie behandeln darf, der als Arzt, Zahnarzt, Psychotherapeut oder Heilpraktiker die entsprechende Erlaubnis besitzt. Achten sie also in ihrer Arbeit bitte auf das Einhalten der gesetzlichen Grenzen und Bestimmungen. Die Vorschläge aus diesem Buch sind in keinem Fall dazu gedacht, die sorgsame Behandlung durch einen Arzt oder Heilpraktiker zu ersetzen, auch dann nicht, wenn der Anwender selbst über eine gesetzlich geregelte Heilerlaubnis verfügt. Wir verstehen die Energieanwendung als angenehme und hilfreiche Ergänzung zu anderen Behandlungsverfahren. Wenn der Begriff Heilung hier im Buch verwendet wird, ist damit vor allem die Aktivierung der Selbstheilungskräfte gemeint. In Ermangelung eines anderen gängigen Begriffes für den Vorgang energetischer Verfahren aus dem Bereich der Geistheilung und aufgrund der leichteren Verständlichkeit, verwenden wir den Heilungsbegriff daher in diesem alltäglichen Sprachgebrauch und nicht im Sinne der Medizin.

Impressum

Erste Auflage
© 2012 - Ingo Michael Simon - Wolfgang Zimmer
Verlag Ingo Simon, St. Wendel
Kontakt: www.wolfgangzimmer.verlagis.de - www.praxissimon.de
Herstellung: Books on Demand
ISBN: 978-3-943323-11-5
E-Book: ISBN: 978-3-943323-12-2

Vorwort

Wolfgang Zimmer ist ein Autorenpseudonym. Die Person dahinter ist jedoch kein Ghostwriter, sondern ein real existierender und mit Quantenheilung arbeitender Therapeut, der sie hiermit herzlich zu diesem Buch begrüßt. Mein Name ist Ingo Michael Simon. Ich bin Heilpraktiker für Psychotherapie und arbeite in meiner Praxis mit Quantenenergie und Hypnose. Beide verbinde ich auch gerne miteinander in der von mir entwickelten Traumlandtherapie, die eine Therapie mit visualisierten Trancereisen ist. Ich habe viele Bücher zur Arbeit mit Hypnose und zur Prüfungsvorbereitung angehender Heilpraktiker für Psychotherapie geschrieben und bin damit im gesamten deutschsprachigen Raum bekannt geworden. Energetisches Heilen betreibe und entwickle ich in meiner Praxis schon lange und bilde meine Techniken auch seit einigen Jahren in Einzelausbildungen aus. Da ich viele positive Rückmeldungen zu meinen praxisorientierten Büchern zur Hypnose erhalten habe, habe ich schließlich nach einer eigenen Zeit des Lernens, Verstehens, Entwickelns und Übens auch Ratgeber zur Heilung mit Quantenenergie veröffentlicht, beispielsweise *Quantenenergie in der Praxis 1 und 2*. Auch hierzu sind so viele Rückmeldungen und Ausbildungsanfragen eingegangen, dass ich mich nun dazu entschlossen habe, ausführlichere Produkte anzubieten. Viele Menschen sind von der einfachen Anwendung des Quantenheilens begeistert, doch mit der Zeit drängen sich Fragen nach den dahinter stehenden Abläufen im Organismus auf. Dieses Buch sowie ein Audiokurs (ISBN 978-3-943323-13-9), ein Fernkurs und Seminare in meiner Praxis gehören zu diesen neuen Angeboten.

St. Wendel, im Juli 2012
Ingo Michael Simon, alias Wolfgang Zimmer

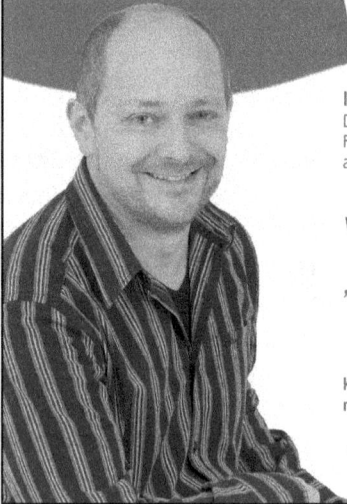

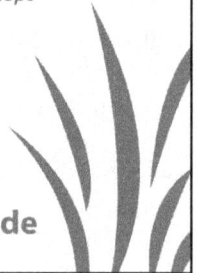

In diesem Buch

7. Die Behandlungstechniken

8. Wenn Quantenheilung nicht wirkt

9. Nachwort

1 Quantenheilung - Modetrend oder Therapie?

1.1 Eine einfache Grundidee

Mit dem Begriff der Quantenheilung oder Quantenenergie verbinden wir inzwischen sofort Slogans, die immer ähnlich klingen wie *Heilen kann jeder*. An diesem Punkt beginnt dann bereits das Drama der Auseinandersetzung zwischen Anhängern und Gegnern der energetischen Heilung, oftmals auch ein polemischer Streit zwischen Naturwissenschaftlern und Erfahrungswissenschaftlern, und nicht zuletzt auch unter den Quantenheilern selbst, die ihre Form der Energiearbeit in immer neue Gewänder kleidet, mit unzähligen Namen versieht und scheinbar viele Methoden hervorbringt, die allzu oft für sich beanspruchen, neu und anders zu sein. Vieles davon entpuppt sich auf den zweiten Blick als wenig neu, als sehr ähnlich oder identisch, wobei nur noch die Begriffe als Unterscheidungsmerkmal bleiben.

Haben wir es nun mit Quantenheilung zu tun, mit Quantum Entrainment, mit Instant Healing, mit Matrix, Urmatrix, Quantenenergie, Quantum Energy? Die Liste ließe sich leicht fortsetzen. Manchmal sind es tatsächlich unterschiedliche Konzepte, manchmal auch nur Wortmarken, die als Alleinstellungsmerkmal gesichert werden. Es liegt mir fern, über die genannten oder andere Heilungsmethoden oder Konzepte zu urteilen. Am Anfang dieses Buches scheint es jedoch angemessen, zu definieren, worüber ich eigentlich schreibe. In meinen bisherigen Büchern habe ich meistens den Begriff *Heilen mit Quantenenergie* benutzt, was ich grundsätzlich beibehalten möchte. Da ich *Quantenheilung*, oder zumindest das, was die meisten Menschen darunter verstehen, als das Gleiche betrachte, werde ich beide Varianten der Formulierung in diesem Buch verwenden. Ich möchte ihnen in diesem ersten Kapitel kurz erläutern, was ich darunter verstehe. Das gesamte

Buch ist im Grunde eine detaillierte Erläuterung zu dieser Sicht-
weise. Ich wage also einmal eine Zusammenfassung am Anfang
des Buches. Damit sprechen wir dann zumindest für die Dauer des
Lesens die gleiche Sprache und vielleicht weckt ja gerade dies ihr
Interesse beim kritischen Lesen der einzelnen Kapitel. Dazu
möchte ich sie mit Nachdruck aufrufen. Lesen sie kritisch, bewerten sie meine Ausführungen und finden sie ihre eigene Zugangs-
weise zu den Phänomenen und Möglichkeiten energetischer Heilung. Da ich großen Wert auf Übersichtlichkeit und Nachvollzieh-
barkeit lege und es ablehne, dass gerade Bücher aus dem Bereich
der alternativen Heilweisen in ständig sich wiederholenden Phra-
sen über das Thema philosophieren ohne etwas Greifbares abzu-
liefern, gebe ich die Zusammenfassung hier im ersten Kapitel
stichwortartig. Schritt für Schritt arbeiten wir das Thema dann
gemeinsam und mit vielen Übungen und Praxisanleitungen durch.
So wird die Quantenenergie erfahrbar, nachvollziehbar und an-
wendbar.

Wahrscheinlich werden einige Punkte schon jetzt - und ich be-
fürchte, auch bei Quantenheilern - ihre Kritiker finden. Doch lasen
sie sich einmal darauf ein, mit mir diese Thesen zu betrachten. Ich
beanspruche keine sachliche oder wissenschaftliche Wahrheit,
denn Krankheit und Genesung kommen nicht nur ohne diese
Wahrheiten aus, sondern verhalten sich sehr häufig entgegen der
wissenschaftlich fundierten Absicherungen und vermeintlichen
Realitäten. Ich möchte ihnen in diesem Buch vor allem zeigen,
dass mein Denkmodell praktikabel ist. Die Schlussfolgerungen,
die sich aus meinen Erläuterungen zwingend ableiten, sind in der
Behandlungspraxis nachvollziehbar und wiederholbar - ohne
Wunderheilung, ohne Esoterik, ohne Hokuspokus.

Häufig wird mir die Frage gestellt, wer eigentlich der Entdecker
oder der Entwickler der Quantenheilung sei. Wenn wir nun einmal
von den Einzelbegriffen weg gehen und uns anschauen, was und
wie die Quantenheiler ihre Methoden einsetzen, so kann ich das
nur so beantworten, dass ich sage, die Menschen mussten sie niemals entdecken, denn sie war von Natur aus da. Damit meine ich

nicht, dass die Natur uns Wunderkräfte verliehen hat, die irgendwo in uns schlummern. Doch haben wir ganz natürliche Instinkte,
die allerdings mit der Vergesellschaftung des Menschen immer
mehr verkümmerten bis schließlich Planung, Kontrollierbarkeit
und Versachlichung an die Stelle der intuitiven Behandlung von
Verletzungen, Schmerzen und Krankheiten gerückt sind und die
Instinkte lahm gelegt haben. Heilen mit Quantenenergie ist intui-
tive Heilung, ist Nutzbarmachen natürlicher Ressourcen, die immer noch da sind, in jedem einzelnen von uns. Diese ursprüngliche Energie, sei sie nun physikalisch oder, wie ich glaube, nicht-
physikalisch aber physikalisch in ihrer Auswirkung, kann nutzbar
gemacht werden. Sie kann uns helfen, innere Entwicklungen in
ihren natürlichen Fluss zu bringen. Ebenso kann sie uns dazu
bringen, in dauerhafte Dysbalance zu kommen und damit krank zu
werden. Bedauerlicherweise finden wir zur Quantenenergie entweder sehr wissenschaftlich-physikalische Ausführungen oder
sehr diffus-spirituelle, die uns beide nicht weiter bringen und
ständig Wasser auf die Mühlen der Kritiker geben.

Ich verspreche ihnen, dass ich mehr liefere als den oberflächlichen
Verweis auf eine ursprüngliche Energie, die alles erledigt, wenn
sie nur freigelassen wird. In meinen kleinen Ratgebern zur prakti-
schen Umsetzung der Quantenheilung bin ich nicht in diese Tiefe
des Verstehens gegangen, sondern bin auf der Ebene des Prakti-
schen geblieben. Nun hole ich das nach, denn vielen Leserinnen
und Lesern war und ist es ein Bedürfnis, zu verstehen, was da
abläuft. Ich beschreibe in diesem Buch, wie die Wirkprinzipien
der Energie in unserem Organismus funktionieren. Aus diesem
Verständnis heraus leitet sich das praktische Handeln ab, das wir
ebenfalls ausführlich besprechen. Damit wird Quantenheilung im
detail nachvollziehbar, wobei ich bei den einfachen Grundprinzi-
pien bleibe, denn tatsächlich liegt dieser energetischen Arbeit ein
ganz einfaches Prinzip zugrunde.

Grundthesen zur Behandlung mit Quantenenergie
von Wolfgang Zimmer

- In jedem Menschen ist eine ursprüngliche Energie fest verankert, die als nicht-physikalische Lebenskraft vorhanden ist.
- Die ursprüngliche Energie wirkt ausgleichend und harmonisierend und strebt immer inneres Gleichgewicht bzw. Ausgeglichenheit an.
- Wir werden mit einem natürlichen Mechanismus geboren, der uns Bewertungen unserer Umwelt ermöglicht, die uns beim Überleben helfen.
- Wir kommen mit einer angeborenen Sehnsucht nach Liebe und Gemeinschaft zur Welt, sind auf die angenehme Zuwendung durch andere angewiesen, da diese unsere Lebenskraft nährt.
- Das Kraftfeld der Lebenskraft (Aurazentrum) strebt nach Entfaltung.
- Alle Ereignisse und Erlebnisse unseres Lebens werden doppelt in unserer Aura abgespeichert: als Verbindung Emotion-Bild und als Interpretation des Verstandes.
- Emotionen und zugehörige Bilder sind Grundlage des Lernens und Handelns für unseren Verstand.
- Unser Körper speichert Emotionen und Bilder in physischen Reaktionen und Zuständen ab.
- Verstandes-Ich und emotionales Ich harmonieren von Natur aus miteinander und arbeiten Hand in Hand.
- Diskrepanzen zwischen Verstand und Emotionen, die nicht aufgelöst werden, führen zu Störungen in den physischen und psychischen Speicherprozessen des Organismus und damit zu Problemen bis hin zu Krankheiten
- Anhaltende Diskrepanzen zwischen Verstand und Gefühl führen zur Begrenzung der Heilwirkung des Aurazentrums bis hin zum Blockieren
- Der Verstand kann den eigenen Emotionen folgen, aber auch den Anforderungen von außen, während unsere Emotionen nur den eigenen Wertungen folgen
- Heilungen über Veränderungen im Verstand, also im aktiven Denken einer Person sind Zufallstreffer und wirken nicht nachhaltig.
- Quantenheilung findet einen Weg, den Verstand des Behandelten zeitweilig von den Außeneinflüssen „abzukoppeln" und ermöglicht so Reorganisierung zur Harmonie.

1.2 Warum einfache Ideen oftmals große Herausforderungen sind

Einfache Ideen oder besser gesagt einfache Wirkprinzipien therapeutischer Behandlung scheitern meistens nicht daran, dass sie frei erfunden und bei genauerer Betrachtung gegenstandslos wären. Tatsächlich bleiben sie viel häufiger aufgrund falscher oder allzu schneller Umsetzung wirkungslos. Natürlich suchen wir alle, ob wir nun beruflich mit der Behandlung von Menschen zu tun haben oder privat, nach Lösungen und Behandlungsmöglichkeiten für Konflikte und Krankheiten, immer wieder nach einfachen Therapien. Die Vorstellung, sehr schnell und ohne gezielte Ausbildung Krankheiten behandeln zu können, lockt natürlich unser aller Interesse. Das ist sicherlich auch legitim, zumal sich die Qualität therapeutischer Behandlung wirklich nicht an der Dauer der Ausbildung des Therapeuten messen lässt. Meiner Erfahrung nach wird sie viel stärker von der Grundhaltung des Therapeuten bestimmt.

Ein sehr eifriger und erfolgsorientierter Therapeut, der unbedingt helfen oder heilen will, kommt meistens nicht sehr weit, es sei denn, er findet während dieses Kampfes zu sich selbst und lernt damit loszulassen. Ein gleichgültiger und selbstzufriedener Therapeut wird ebenfalls nicht sehr glücklich in seiner Arbeit werden, da er in der Belanglosigkeit seines Handelns niemanden emotional berühren und keinem Klienten als mitfühlender Mensch begegnen kann. Mit dem Blick auf den Marktplatz der Geistheiler und Therapeuten, Berater und Mediatoren, Coaches und Trainer, mache ich mir bislang vor allem Sorgen um die übereifrigen Helfer, die häufig zu einfach anmutenden Methoden greifen, um ein weiteres Angebot vermarkten zu können oder die vermeintlich eigenen Fähigkeiten aufzuwerten.

Wer meine Bücher oder Ausbildungskurse kennt, weiß, dass ich stets zur Sorgfalt rate, gleichzeitig die Meinung vertrete, dass Methoden und Techniken meist schnell erlernt werden können. Ich bliebe bei dieser Ansicht und vertrete sie auch in und mit diesem

Buch. Quantenheilung ist technisch einfach - Da haben die Apostel der Schnellheilung wohl Recht. Das bedeutet jedoch nicht, dass sie auch im Handumdrehen sicher angewandt werden kann. Das mag auf den ersten Blick widersprüchlich klingen, daher will ich es nicht ohne weiteren Kommentar so stehen lassen.

Nachdem ich selbst die Methode der Quantenheilung kennen gelernt habe und mich mit Frank Kinslow auseinander gesetzt habe, hat es einige Zeit gedauert, bis ich tatsächlich angefangen habe, mit Quantenheilung in meiner Praxis zu arbeiten. Nach wenigen Tagen Training hatte ich das Prinzip der Synchronisation und der energetischen Prozesse bei dieser Behandlungsmethode wohl verstanden. Dennoch empfand ich es als wichtig, Erfahrung damit zu sammeln, in der Selbstanwendung die Wirkung zu fühlen und dann mit ersten Probanden experimentell zu starten. Viele enttäuschte Leser von Büchern zur Quantenheilung gehen meiner Ansicht nach zu schnell vor. Ich möchte mit meinem Buch daher auch einen Beitrag dazu leisten, Übungen anzubieten und zum ständigen Üben zu animieren. Auf die Grundhaltung kommt es an!

Immer wieder wird davon gesprochen, dass wir als Therapeuten in den Zustand der *reinen Bewusstheit* oder wie Frank Kinslow das nennt, *reinen Gewahrseins*, kommen müssen, um Energie ungehindert in ihrer natürlichen Weise fließen zu lassen. Dieser Zustand, auf den ich noch näher eingehe, ist ein Zustand des Loslassens, oft beschrieben als Gedankenstille, also als Zustand, in dem nicht gedacht wird. Eine solche Gedankenstille wirklich zu erreichen, braucht eine lange Zeit der meditativen Übung. Glücklicherweise geht es auch etwas einfacher, wie ich in diesem Buch unter anderem zeigen möchte. Allerdings müssen wir loslassen können. Viele Therapeuten können das allerdings nicht, haben immer wieder neue und oft verbissene oder viel zu hoch gegriffene Ziele für ihre Klienten, wollen vollständige und schnellst mögliche Heilung erreichen und definieren sehr persönlich, was Heilung bedeutet.

Unsere zielgerichteten Gedanken, unsere Heilungsabsicht, verführen uns allzu leicht dazu, Manipulateure unserer Klienten zu werden, sicherlich in guter Absicht, doch gut gemeint ist noch lange nicht gut gemacht, manchmal sogar das Gegenteil davon. Eine einfache Methode kann aufgrund unserer Grundhaltung, aufgrund unseres Festhaltens an Glaubenssätzen, an Heilungszielen, an vermeintlich guten Wegen für andere, zum wirkungslosen Ritual werden. Natürlich ist auch jeder Klient voller Glaubenssätze und oft auch in einer inneren Haltung, die eine Genesung schwierig macht, möglicherweise sogar unmöglich. Zur Therapie gehört auch die Bearbeitung dieser inneren Grenzen. Wenn wir puristische Quantenheilung betreiben, vertrauen wir ausschließlich auf die energetischen Wirkkräfte des reinen Gewahrseins. Ich möchte mit meinem Buch weiter gehen und die Tatsache, dass viele Menschen diesen Zustand nicht oder nur sehr unzureichend erreichen können, mit einbeziehen. Eingefleischte Quantenheiler werden nun möglicherweise etwas ungehalten reagieren und alles über die Energiearbeit hinaus gehende als überflüssig oder zumindest nicht als Quantenheilung bezeichnen.

Ich kann ihnen versichern, liebe Leserinnen und Leser, dass es mir nicht um einen Glaubensstreit mit den Puristen der Quantenheilung geht - mir geht es um wirkungsvolle Therapie, um die Verbindung von Quantenheilung und anderen Therapie, die sich gegenseitig ergänzen können. In meinem Fall sind es am ehesten die Psychotherapie und die Arbeit mit Trance, da ich als Heilpraktiker für Psychotherapie Menschen mit psychischen Problemen und psychischen Erkrankungen behandle.

1.3 Quantenheilung vs. Quantenphysik - Glaubenskrieg der Missverständnisse

Ich bin kein Quantenphysiker, und vermutlich überrascht das keinen Leser. Wenn ich einer wäre, würde ich möglicherweise den Begriff Quantenheilung nur zähneknirschend benutzen. Auf der Suche nach physikalischen Beschreibungen des Phänomens, das wir energetisches Heilen oder Heilenergie nennen, gibt es allerlei unterschiedliche, teilweise haarsträubende Erklärungen, die selbst beim physikalischen Laien berechtigte Zweifel aufkommen lassen. Seitens der Quantenphysik finden sich dann schnell Hinweise oder Proteste, die die Naturwissenschaft verunglimpft sehen oder zumindest die Quantenphysik als falsch interpretiert oder missbraucht bezeichnen. Wenn wir nun darüber hinaus berücksichtigen, dass Frank Kinslow nicht von Quantenheilung, sondern von Quantum Entrainment spricht, und Quantenheilung eine Art markttaugliche freie Übersetzung darstellt, wird der Begriff noch streitbarer.

Ich möchte an dieser Stelle gerne eine Lanze für beide Seiten brechen - für die energetische Heilung einerseits und für die Quantenphysik andererseits. Ich denke und rufe gleichzeitig dazu auf, dass wir auf den physikalischen Streit verzichten sollten. Wir sprechen oft von Energien, die nicht messbar sind und dennoch für jeden spürbar bleiben, beispielsweise die Raumenergie nach einem heftigen Streit. Betreten wir einen Raum, in dem zuvor eine vehemente Auseinandersetzung stattfand, so spüren wir das intuitiv. Viele Menschen sprechen das auch sofort aus, wenn sie einen solchen Raum betreten, ohne Tatsachenkenntnis. Das ist schon so alltäglich, dass es nur wenige infrage stellen. Wir bezeichnen das als schlechte Energie, wobei es sich nicht um physikalische Energie handelt. Physikalische Messungen zeigen, dass die Raumenergie sich nicht im Sinne der Naturwissenschaft geändert hat. Gleichzeitig nehmen wir aber ein Gefühl wahr. Auch das kann niemand von außen messen. Realität ist es trotzdem. Es kann auch niemand treffsicher Liebe messen, nicht Hass, Argwohn oder

Missgunst. Dennoch gibt es all diese Gefühle, die wir als innere Energie, nämlich als Kraft gebend oder Kraft nehmend, spüren. Meiner Beobachtung nach verhält es sich weitgehend so, dass wir von positiver oder guter Energie sprechen, wenn wir Kraft, Stärke und Unterstützung in unserm Innern fühlen, und von negativer oder schlechter Energie, wenn wir spüren, dass wir Kraft, Mut und Hilfe in uns verlieren.

Wir sind also selbst das beste Messinstrument für das, was uns beeinflusst, ohne genau sagen zu können, welchen physikalischen Charakter das hat, was diesen Einfluss ausübt. Vielleicht handelt es sich um eine andere Form der Energie, jedenfalls benutzen wir diesen Begriff dafür. Hier möchte ich bei allen Naturwissenschaftlern um Verständnis werben. Das Gleiche ist bei vielen anderen Begriffen der Fall. Niemand klagt uns dafür an, dass wir Gewicht und Masse ständig synonym gebrauchen. Wir sagen auch, die Sonne ginge auf und unter, was sie als Fixstern nicht wirklich tut. Wir richten uns da nach unserer Wahrnehmung. Wenn wir an den Horizont schauen, sehen wir, dass die Sonne eben auf und unter geht. Gleiches passiert aber auch in anderen Bereichen des Lebens, nicht nur im Umgang mit den Naturwissenschaften oder mit der Physik. Als Hypnosetherapeut weiß ich, dass Hypnose kein Schlaf ist, dennoch bedeutet das Wort Hypnose nichts anderes. Und alle Menschen sprechen vom Unterbewusstsein und beziehen sich auf die Idee von Sigmund Freud, der eine solche Instanz als erster beschrieben hat. Ironischerweise hat er selbst aber nie den Begriff Unterbewusstsein benutzt. Als Heilpraktiker für Psychotherapie ärgert es mich aber nicht, wenn meine Klienten oder Menschen in Alltagssituationen vom Unterbewusstsein sprechen. Ich weiß ja, was sie meinen, und es wird kein wirklicher Schaden mit diesen Fehlern angerichtet.

Gleichzeitig rufe ich alle Freunde des energetischen Heilens dazu auf, Energie als eine Art Handelsbegriff zu verstehen und nicht ständig auf den physikalischen Aspekten zu bestehen. Ich halte es für falsch, den Vertretern der Naturwissenschaften Ignoranz vorzuwerfen, wenn sie die beschriebenen energetischen Wahrnehmungen als unmöglich bezeichnen. Natürlich beziehen sie sich auf spürbare Energien im physikalischen Sinne. Ich glaube, dass beide Seiten oft Schwierigkeiten damit haben, sich einmal vorzustellen, dass wir mit demselben Begriff Unterschiedliches bezeichnen. Möglicherweise werden auch meine Ausführungen hierzu auf Widerstand stoßen oder für Diskussion sorgen. Ich möchte den Glaubensstreit an dieser Stelle für mich beenden und für mich und mein Buch festlegen, dass ich den Begriff Quantenheilung und Quantenenergie benutze und damit vor allem meine, dass es eine Form des Zugangs zu unserer inneren Welt gibt, die spürbare Veränderungen von subjektiver Kraft und wahrnehmbarer Emotionen ermöglicht und Heilungsprozesse aller Art unterstützen kann - Quantenheilung!

Das Ende des Glaubenskrieges reicht mir jedoch nicht aus. Ich möchte einen Schritt weiter gehen und eine in meinen Augen viel interessantere Frage betrachten: *Wie beeinflusst die gefühlte innere Energie, die keine im physikalischen Sinne ist, physische, also körperliche und damit physikalische, biologische oder chemische Prozesse?* Natürlich interessiert mich auch die Wirkung auf die Psyche, in meiner Praxis geht es ja vor allem darum. Doch mit der Psyche sind wir wieder in dem nicht oder kaum messbaren physikalisch Bereich. Daher bleibe ich zunächst beim Körper. Die folgende Übung zeigt auf ganz einfache Art und Weise, dass gefühlte Energie, die als wahrnehmbare Emotion in uns ist, körperliche Vorgänge beeinflusst.

Übung

Legen sie sich hin und gönnen sie sich etwas Ruhe. Warten sie einfach einige Minuten ab, bis sie sich ruhig und entspannt fühlen. Messen sie nun ihren Puls mit Hilfe eines Pulsmessers oder Blutdruckmessers, falls sie ein solches Gerät zur Hand haben. Dann können sie die Blutdruckwerte gleich mitbestimmen. Es genügt aber auch der Pulsschlag. Wenn sie kein Gerät zur Messung besitzen, nehmen sie eine Uhr und tasten ihren Puls am Handgelenk. Zählen sie die Schläge für 30 Sekunden. Nun stellen sie sich ganz intensiv vor, sie würden durch die Stadt laufen, weil sie ganz schnell irgendwo hin müssen. Oder stellen sie sich vor, wie sie bei einem sportlichen Wettkampf mit anderen um die Wette laufen. Gehen sie in ihrer Vorstellung so intensiv in dieses Bild wie es irgendwie geht, etwa für eine gefühlte Minute. Messen sie nun erneut ihren Puls.

Wie hat sich ihre Herzfrequenz verändert? Natürlich ist sie schneller geworden. Das mag wenig überraschen, doch stellen wir uns die Frage, warum das so ist. Ein Bild im Kopf, das praktisch ohne Energie auskommt, das nicht messbar ist, das niemand nachweisen kann, allenfalls grundsätzliche Hirnaktivität, bewirkt eine Beschleunigung der Herzfrequenz. Doch das erscheint uns nicht kurios. Es ist für uns so alltäglich, dass wir es nicht als etwas Besonderes ansehen. Unsere Gedanken bzw. die Visualisierungen in unseren Gedanken verändern den Körper. Das betrifft natürlich nicht nur die Herzfrequenz. Muskelspannungen, Beweglichkeit und Körperkraft sind in hohem Maße von unseren Gedanken abhängig, von Motivation und Wille. Jede Funktion und alle Fähigkeiten und Eigenschaften unseres Körpers werden von der Energie unserer Gedanken und Gefühle, von unseren Vorstellungen und Glaubenshaltungen beeinflusst - ganz ohne physikalische Energie! Genauer gesagt, ein energieloser Gedanke, ein Geistesblitz, der nicht physikalisch abläuft oder zumindest nicht die physikalische Energie hat, den Körper so deutlich zu verändern, sorgt dafür, dass die Bereiche des Körpers, die physikalische Energie aufbringen können, genau das tun - oft auch ohne gezielte Absicht. Vielleicht klingt das zu einfach um wichtig zu sein. Doch genau das ist meines Erachtens der Kern der Missverständnisse rund um die Energieheilung. Wenn der energetischen Heilung vorgeworfen wird, die beschriebenen Energien gäbe es nicht, so behaupte ich, dass es sie sehr wohl gibt, dass es aber die „Energien" unserer Emotionen sind, die hier zum Tragen kommen. Die brauchen kaum physikalische Energie. Quantenheilung bedeutet, die emotionalen Energien, die auf einer tief in uns verwurzelten Basis gründen, die wir oft als ursprüngliche Energie des reinen Gewahrseins bezeichnen, auf einem Wege anzusprechen, der ihrem Wesen entspricht. Dazu nutzen wir die gleiche Form der „Energie", die unseren Emotionen innewohnt.

1.4 Bild und Mitbewegung

Ich habe eine einfache Übung für sie und möchte sie dazu einladen, diese einmal auszuprobieren. Ich werde immer wieder Übungen vorschlagen, damit sie einerseits die Zusammenhänge und Abläufe der Quantenheilung leichter nachvollziehen können, andererseits auch konkrete Übungen zur Quantenheilung machen können.

Übung

Stellen sie sich aufrecht hin und strecken sie beide Arme waagerecht nach vorne, so als wollten sie nach einem Gegenstand greifen. Drehen sie nun die linke geöffnete Hand mit der Handfläche nach oben und die rechte mit der Handfläche nach unten. Dann schließen sie die Augen und stellen sich vor, dass ein sehr schwerer Gegenstand, beispielsweise ein Stein oder ein dickes Buch auf ihrer linken Hand liegt und wie gleichzeitig ein mit Gas gefüllter Ballon an ihrem rechten Handgelenk festgebunden ist und nach oben zieht. Halten sie die Augen geschlossen und stellen sie sich das Ganze so intensiv vor, wie es nur geht: Die linke Hand trägt den schweren Stein und die rechte wird von einem Ballon nach oben gezogen - nur in ihrer Fantasie. Wenn sie Schwierigkeiten mit der Konzentration haben sollten, bitten sie jemanden, ihnen zu helfen, indem ihr freundlicher Helfer ihnen immer wieder sagt: Auf deiner linken Hand liegt ein schwerer Stein, dein rechter Arm wird von einem Gasballon nach oben gezogen!

Die Wirkung der Übung ist unterschiedlich stark, aber praktisch immer vorhanden. Ich mache sie oft in meinen Hypnosekursen. Früher oder später fühlt sich die linke Hand tatsächlich schwer an und bewegt sich, zumindest tendenziell, nach unten und der rechte Arm wird wie von Geisterhand nach oben gezogen. Dieser „Trick" kommt meistens sehr gut an und überrascht Menschen, die ihn noch nicht kannten. Tatsächlich steht ein einfaches Grundprinzip dahinter, das Ideomotorik genannt wird. So nennt man Bewegungen unseres Körpers, die unseren Gedanken folgen. Wenn wir uns einen Zustand intensiv vorstellen, gehen wir gedanklich in eine Visualisierung, wir betrachten den Zustand vor unserem inneren Auge. Diesem Bild folgt dann unser Körper mit Bewegungen, die subtil, also sehr dezent und unauffällig, oder auch sehr deutlich wie in der Übung zu sehen oder zu spüren sind. Das gilt für jedes Bild, das wir uns vorstellen und auch für abstrakte Gedanken. Natürlich sind die meisten ideomotorischen Bewegungen kaum zu sehen und werden im Alltag nicht wahrgenommen. Sie sind dennoch vorhanden. Mentalisten können damit beeindruckende Vorführungen machen. Sicherlich haben sie schon einmal gesehen, wie ein Mentalist oder Mentalmagier, wie sie sich auch manchmal nennen, von einer beliebigen Person einen kleinen Gegenstand, beispielsweise eine Nadel, irgendwo in einem großen Studio oder einer großen Halle bei einer Bühnenshow verstecken lässt und diese Person dann einfach am Handgelenk anfasst und Schritt für Schritt auf den Gegenstand zugeht und ihn schließlich findet. Das funktioniert deswegen so treffsicher, weil der geübte Mentalmagier weiß, dass der Proband ständig daran denkt, wo er den Gegenstand versteckt hat und daher kleine, besser gesagt kleinste Bewegungen in diese Richtung macht. Die spürt der Mentalist am Handgelenk der Person, die immer ein bisschen in die Richtung des versteckten Gegenstandes zieht. Im Grunde genommen dirigiert der Proband den Mentalmagier, der nur noch wie ein Hund an der Leine folgen muss. Doch natürlich ist es nicht so einfach, wie sich das nun anhören mag. Denn diese minimalen Bewegungen, dieses „Ziehen" zu spüren, erfordert wirklich viel Übung, Konzentration und im wahrsten Sinne des Wortes Fingerspitzengefühl. Der Proband, der sie macht, ist sich ja meistens nicht einmal selbst darüber im Klaren, dass er zieht oder schiebt. Bei unserer Übung ist die Bewegung deutlicher und kann von jedem Ungeübten beobachtet und auch selbst gespürt werden. In Trance lassen sich so schwebende Arme, unbewegliche Gliedmaßen und Ganzkörperkatalepsien, so nennt man die Regungslosigkeit des Körpers bei gleichzeitiger Anspannung der gesamten Rumpfmuskulatur, generieren. Vielleicht haben sie schon einmal einen Showhypnotiseur gesehen, der einem Probanden sagt, dass dieser sich nicht mehr bewegen könne, um ihn dann regungslos wie ein Brett mit Schultern und Füßen auf zwei Stühle zu legen, wobei der Körper zwischen den Stühlen ohne Probleme waagerecht in der Luft gehalten wird. Auch das ist Ideomotorik. Das sieht imposant aus, beruht aber auf einem sehr einfachen Grundprinzip, nämlich auf der Tatsache, dass unser Körper all unsere Gedanken in Bewegungen umsetzt.

Denken wir beispielsweise an bestimmte Richtungen, also etwa rechts, links, vorwärts oder rückwärts, so vollzieht unser Körper zumindest subtile Bewegungen, die der Richtung des Gedankens entsprechen. Da wir unsere Gedanken zunächst immer bildhaft denken, auch dann, wenn wir von eher sprachlichen oder logischen Denkvorgängen ausgehen, ist es für unseren Körper leicht, eine entsprechende Bewegung auszuführen. Das gleiche Phänomen betrifft selbstverständlich auch alle Gedanken, die nichts mit Bewegungen oder Richtungsangaben zu tun haben. Am leichtesten ist das nachzuvollziehen, wenn wir die nonverbale Kommunikation betrachten. Mit Hilfe unseres Körpers geben wir dem Erzählten Nachdruck, wir gestikulieren mit den Händen, setzen Mimik ein und Körperhaltung, um zu unterstreichen, dass ein Ereignis großartig, lustig oder beschwerlich war. Wir schauspielern praktisch das Gesagte mit unserem Körper. Auch das machen einige Menschen deutlicher, andere subtiler. Im Alltag machen wir es jedenfalls meistens automatisch, ohne uns die Wirkung vorher zu überlegen oder zu kalkulieren. Es läuft von selbst ab, doch auch auf einer tieferen Ebene des Körpers. Die nach außen gesendeten Zeichen des nonverbalen Kommunizierens sind keine tradierten Phänomene einer vorsprachlichen Kommunikation, sondern konsequente Folge der im Körper gespürten Impulse, unseren Gedanken und damit den inneren Bildern motorisch zu folgen. Ein inneres Bild, also eine gedankliche Vorstellung davon, wie etwas war, ist oder sein könnte, führt also dazu, dass unser Körper sich verändert, dass er Bewegungen vollzieht oder seine Spannung variiert. Unsere Gedanken können nicht physikalisch gemessen werden. Außer einer gewissen Aktivität unseres Gehirns kann auch mit modernen Geräten nichts Handfestes beobachtet werden. Dennoch kann ein einzelner Gedanke, ein einziges Bild in unserer Vorstellung, deutliche Veränderungen unseres Körpers bewirken. Der Anblick eines Bildes kann uns in Angst versetzen und unseren Herzschlag beschleunigen, unsere Atmung schneller werden lassen. Ein liebevoller Blick kann uns aus motorischer Trägheit in eine aktive Haltung versetzen. Eine Idee kann uns plötzlich ein Gefühl von Kraft und Stärke vermitteln, das uns in eine aktivierende Spannung versetzt. Unzählige Beispiele könnten nun folgen. Gedanken und innere Bilder, beide sind letzten Endes das Gleiche, können schließlich auch Krankheiten beeinflussen - entstehen lassen, aufrechterhalten, heilen!

Ich möchte eine weitere Übung mit ihnen machen. Sie unterscheidet sich von der ersten in einem wesentlichen Punkt. In der ersten Übung haben wir eine Suggestivtechnik eingesetzt. Wir haben durch die dauerhafte Vorstellung eines Bildes im Kopf den Körper dazu veranlasst, sich so zu verhalten als wäre das Bild Wahrheit. Dass es eine Suggestivtechnik ist, bedeutet nun nicht, dass es nichts mit Quantenheilung oder Quantenenergie zu tun hat. Suggestion ist nur die Technik, um organismuseigene Energie zu bewegen. Die Suggestion als Dauervorstellung eines Bildes lassen wir diesmal weg. Wir begnügen uns mit einer einmaligen Visualisierung und konzentrieren uns dann nur noch auf das Körpergefühl.

Übung

Halten sie beide Hände nebeneinander und zwar so, dass sie die Handinnenflächen sehen können. Betrachten sie dann die Handgelenke. Dort sehen sie einige Linien (Rillen). Halten sie die oberen Linien auf gleicher Höhe und drehen sie die Hände zueinander, sodass sie wie zu einem Gebet gefaltet sind. Betrachten sie nun die Fingerspitzen der Mittelfinger. Wahrscheinlich ist einer etwas kürzer als der andere. Nehmen sie nun die Hände auseinander und schauen sie die Hand mit dem kürzeren Mittelfinger an und sagen sie einmal laut: „Du sollst länger werden". Jetzt konzentrieren sie sich einfach so stark wie möglich auf das Gefühl in dieser Hand. Spüren sie so deutlich wie möglich, wie sie sich anfühlt. Konzentrieren sie sich ganz intensiv auf das Gefühl der Hand. Beenden sie die Übung nach einer Minute und wiederholen sie den Test. Kontrollieren sie, wie sich die Finger verändert haben. Falls beim ersten Falten der Hände beide Finger gleich lang sind, können sie einfach einen Finger wählen, der wachsen soll.

Sicherlich haben sie festgestellt, dass der kürzere Finger „gewachsen" ist. Plötzlich scheint er größer zu sein. Der Körper verhält sich anders, streckt plötzlich den Finger. Keine Angst, er ist nicht gewachsen, es verändert sich nur die Haltung und Spannung der Hand.

Das Besondere bei dieser Übung ist, dass wir keine Dauersuggestion haben, sondern eine Zielvorstellung und dann eine Konzentration auf das Körpergefühl. Damit lassen wir automatisch von Zielformulierungen los. Denn es geht nicht beides, die Zielvorstellung kontinuierlich aufrecht zu erhalten und sich auf ein Gefühl konzentrieren. Hiermit kommen wir zu einer wichtigen Grundregel, die später noch von großer Bedeutung sein wird: *Denken und Fühlen geht nicht gleichzeitig!*

Wir haben nun sehr anschaulich gesehen, und sie können jederzeit die Übungen wiederholen oder sie mit anderen Personen gemeinsam ausprobieren, dass unsere logischen und unsere bildhaften Gedanken direkten Einfluss auf unseren Körper nehmen. Sie verändern ihn. Das kann auch dazu führen, dass wir krank werden. Natürlich liegen zwei Fragen nahe: Wieso heilt sich der Organismus nicht einfach mit Hilfe der ursprünglichen Energie, die er in sich trägt selbst? Wieso führen Gedanken und Wünsche, gesund zu werden, nicht zwangsläufig in eine schnelle und nachhaltige Genesung?

Die vorläufigen Antworten fallen etwas plakativ aus: Die ursprüngliche Energie wird von unserem Verstand begrenzt, manchmal in ihrer heilsamen Wirkung nahezu blockiert. Heilungswünsche werden nicht immer von wirklich konstruktiven Gedanken geprägt, tiefe Glaubenssätze, die wir kaum noch bewusst denken, steuern gegen eine wirkliche Heilung. Diese oder ähnlich Antworten haben viele Leserinnen und Leser sicherlich schon häufig gehört. Sie so stehen zu lassen und als Allgemeinwissen zu deklarieren, ist unzureichend für ein Buch, das die Hintergründe und Zusammenhänge der energetischen Vorgänge in unserem Organismus darlegen will. An dieser Stelle bitte ich noch um etwas Geduld. Ich baue im zweiten Kapitel des Buches mein Krankheitsverständnis und mein Auramodell schrittweise auf und beantworte diese Fragen damit ausführlich.

1.5 Gefühle und Bilder

Wenn wir uns fragen, in welcher Form wir Gedanken speichern und abrufen, finden wir recht schnell unterschiedliche Varianten, abhängig von der Wissenschaft oder Glaubensrichtung innerhalb dieser, die diese Frage beantworten soll. Sind alle Gedanken bildhaft und das sprachliche Denken nur eine Art Übersetzung der Bilder? Denkt das, was wir oft wie selbstverständlich das Unterbewusstsein nennen, tatsächlich nur bildhaft? Kann der Verstand Bilder und Worte oder immer nur Gefühle speichern, die von verschiedenen Symbolen repräsentiert werden?

Wir können es nicht wirklich beantworten, zumindest können wir keine dieser und auch keine alternative Antwort belegen. Das ist aber auch kaum erforderlich, denn die Antwort würde nichts an der Tatsache ändern, dass wir verbal und nonverbal miteinander kommunizieren, dass wir uns Bilder vorstellen und Gefühle empfinden können. Im besten Fall haben wir sogar aktiven und möglichst unverfälschten Zugriff auf unsere Wahrnehmungen und Interpretationen kognitiver, also gedanklicher, Abläufe.

Mir kommt es darauf an, an dieser Stelle noch die Gefühle, also unsere Emotionen, aufzugreifen, denn auch diese werden in Bewegungen und Zuständen unseres Körpers abgebildet. Das ist schnell nachzuvollziehen. Jeder Mensch kennt das flaue Bauchgefühl in unangenehmen Situationen, das Druckgefühl auf der Brust bei Angst besetzten Ereignissen und viele weitere alltägliche Körpergefühle, die Ausdruck unserer Gefühle sind. In meiner psychotherapeutischen Arbeit erlebe ich immer wieder, dass es auch hier subtilere Ausdrucksformen gibt und sich schließlich jedes Gefühl, auch ein vor langer Zeit gespeichertes und nicht mehr aktuelles, in der Spannung oder Haltung des Körpers abbildet. Prägende Ereignisse bilden sich sogar in tieferen Körperstrukturen ab. Moderne Zellforscher wie Bruce Lipton zeigen uns anschaulich, dass sich Gefühle, Gedanken und Glaubenssätze bis in die einzelne Zelle des Körpers hinein abbilden. In der therapeutischen Sitzung haben wir natürlich keinen bewussten Zugriff auf die Speicherungen unserer Zellen. Doch erlebe ich in meiner täglichen Arbeit in meiner Praxis bei nahezu allen Klienten, dass in einem gewissen Zustand der körperlichen und mentalen Ruhe praktisch jeder Mensch in der Lage ist, aktuelle Emotionen in korrespondierenden Körperempfindungen aufzufinden. Mit etwas Hilfe werden dann auch Stellen oder Regionen des Körpers gefunden, in denen sich große Lebensereignisse, auch wenn diese schon lange her sind, spürbar abbilden. Natürlich gehe ich davon aus, dass sich die Ereignisse des Lebens, die großen wie die scheinbar kleinen, alle im Körper abbilden und dort gespeichert werden. Immer aber gibt es Bereiche des Körpers, die zumindest in unserer subjektiven Wahrnehmung besonders davon betroffen sind. Psychosomatische Krankheiten zeigen uns das sehr anschaulich. Ein Organ oder ein Organsystem ist von der Krankheit betroffen, als hätte sich der psychische Druck dort festgesetzt. Tatsächlich scheint es eher so zu sein, dass der Druck sich an diesen Stellen entlädt oder zum Ausdruck kommt. Gespeichert wurden die Ereignisse, Gefühle und Gedanken, die dazu geführt haben, dass wir krank werden, in jeder Zelle. Im Sinne der beschriebenen Energie in unserem Körper, die aus der Welt unserer Gefühle und Gedanken kommt, erleben wir also immer wieder energetische Veränderungen, die wir als gute und schlechte Energien wahrnehmen oder bezeichnen und die unseren Körper verändern, in ihm zum Ausdruck kommen und ihn krank machen können. Wenn sich all unsere Gedanken und Gefühle im Körper abbilden, dann müssten konstruktive Gedanken der Heilung und Wünsche nach Gesundung uns konsequenterweise sehr schnell bei der Heilung helfen. Das tun sie aber oftmals nicht. Es muss also etwas geben, was diese konstruktiven Gedanken blockiert, auch dann, wenn sie sehr ehrlich sind. Wenn wir verstehen, warum wir überhaupt durch energetische Veränderungen krank werden können, dann verstehen wir auch, wie Quantenheilung zur Genesung beitragen kann.

2 Energie im Organismus

2.1 Mein Auramodell

Auramodelle gibt es viele, und alle haben etwas für sich. Bei der Vielfalt an spirituellen, therapeutischen und philosophischen Lehren und Weisheiten, kann kaum noch ein Modell wirklich neu sein und schon gar nicht ohne massive Kritik dargestellt werden. Ich verstehe mein Auramodell daher als Arbeitsmodell, als anschauliche Skizze zur Erläuterung der emotionalen und körperlichen Vorgänge beim Entstehen, beim Verlauf und der Genesung von Krankheiten. Keinesfalls weniger, aber auch nicht mehr. Wahrscheinlich lassen sich meine Erläuterungen leicht auf andere Aurakonzepte oder auf Bewusstseinsstufen, auf Chakrenmodelle oder psychische Strukturen übertragen. Mir kommt es auf die Abläufe an, auf die Kommunikation der einzelnen Bereiche oder Auraebenen (Auraschichten). Vor allem aber arbeite ich in meiner Praxis auf Grundlage dieses Modells, baue die therapeutischen Sitzungen mit meinen Klienten so auf, dass sie den von mir unterstellten Prinzipien folgen und erlebe viele Therapierfolge damit.
Mein Auramodell hat fünf Schichten, die jeweils spezifische Funktionen und Potenziale besitzen. Auf der folgenden Seite habe ich das Modell skizziert. Wir betrachten zunächst einmal die einzelnen Schichten und beschäftigen uns dann näher mit dem Zusammenwirken der einzelnen Ebenen. Ich erläutere die Aura von innen nach außen.

Aurazentrum
Den Ausgangspunkt der Aura eines Menschen bildet die ursprüngliche Energie. So bezeichne ich im Zusammenhang mit der Quantenheilung meistens das Energiereservoir, das uns als ungerichtete, also nicht zielorientierte Energie zur Verfügung steht. Sie ist unausrottbar. Ich nenne sie daher lieber *Lebenskraft*, doch ist

diese Bezeichnung recht unüblich. In diesem Buch aber will ich sie einführen. Diese Lebenskraft entspricht dem, was viele Quantenheiler als ungeformte Energie der reinen Bewusstheit oder als ursprüngliche Energie bezeichnen. Einfach gesagt, handelt es sich um die Kraftzelle des Lebens. Aus dieser Energie kommt alles, was energetisch in unserem Bewusstsein umgesetzt wird. Das Aurazentrum ist also ein unbewusster Teil von uns selbst. Wir können nicht bewusst darauf zugreifen, es erfassen oder spüren. Wir spüren diese Energie, diese Lebenskraft erst dann, wenn sie das Zentrum verlässt und die nächsten Auraschichten erreicht. Wir können uns das Aurazentrum wie eine Sonne vorstellen, die ständig Energie abstrahlt, damit daraus etwas entstehen kann. Bei der Sonne handelt es sich um Wärme und Licht. In unserem Organismus handelt es sich um Empfindungen, um Emotionen. Das Aurazentrum hat eine Art „Hülle", die von Natur aus vorhanden ist. Diese Hülle ist ein Interpretationsschema, das uns die Unterscheidung in gut und schlecht, angenehm und unangenehm ermöglicht. Von Geburt an können wir das. Alle Erlebnisse können wir instinktiv in gut und schlecht für uns kategorisieren.

Emotionale Aura

Die nächste Schicht nenne ich emotionale Aura. Hier werden alle Eindrücke, alle Wahrnehmungen, alle Erlebnisse und Ereignisse unseres Lebens gespeichert. Sie kommen als Impulse in der emotionalen Aura an und werden von dem im Aurazentrum verankerten Bewertungsmechanismus eingeordnet. Die unverfälscht, nämlich gemäß unserer naturgegebenen Einschätzungsfähigkeit, interpretierte Einheit wird als Gefühl (Emotion) und als Bild in der emotionalen Aura abgespeichert. Die emotionale Aura irrt sich niemals. Sie ist mit einem unzerstörbaren Bewertungsraster rausgestattet. Allerdings muss hier eine Einschränkung getroffen werden, die für psychotische Menschen gilt. Bei ihnen ist die emotionale Aura gestört. An dieser Stelle möchte ich das nicht weiter vertiefen, will allerdings darauf hinweisen, dass psychotisch nicht gleichbedeutend mit psychischer Störung ist. Die wenigsten psychischen Störungen können als psychotisch bezeichnet werden. Psychosen werden nur die ganz schweren Störungen genannt, bei denen der Realitätsbezug verloren geht. Das ist nur bei schweren Halluzinationen, bei Wahnvorstellungen oder so genannten Ich-Störungen der Fall.

Somatische Aura

Die somatische Aura kann auch Körperaura genannt werden. Sie speichert ebenfalls alle Ereignisse und Erlebnisse ab, allerdings auf der Ebene unseres Körpers. Der menschliche Körper repräsentiert damit alle Erlebnisse, die wir je haben. Aus dem Alltag kennen wir das. Sorgenbauchweh, Verspannungen, verschobene Wirbel, Trägheits- und Erschöpfungsgefühle aber auch psychosomatische Krankheiten führen wir bereitwillig auf psychische Ursachen zurück oder unterstellen zumindest die Mitbeteiligung der Psyche. Heute geht auch die Medizin davon aus, dass die Verfassung der Psyche immer eine Rolle beim Ausbruch, für den Verlauf und für die Prognose einer Krankheit spielt. Doch nicht nur Krankheiten zeigen sich im Körper, sondern alle Ereignisse hinterlassen eine mehr oder weniger deutliche Spur, auch angenehme Ereignisse. Zellforscher wie Bruce Lipton konnten zeigen, dass jede einzelne Zelle von den Ereignissen unseres Lebens betroffen ist und darauf reagiert.

Verstand-Aura

Die nächste Schicht nenne ich Verstand-Aura. Hier liegt unser planendes Denken. Wir handeln grundsätzlich auf Basis unserer Erfahrungen. Bisher haben wir gesehen, dass Erfahrungen als Emotionen und Bilder in der emotionalen Aura abgespeichert werden. Gleichzeitig werden ebenfalls interpretierte logische Einheiten in der Verstand-Aura abgespeichert. Von Natur aus handelt es sich um Äquivalente zu den Speicherungen der emotionalen Aura. Wir können uns das so vorstellen, dass der Verstand ein logisches Konstrukt auf der Basis der Emotionen und Bilder, die wir tief in uns abspeichern, erstellt, um auf Grundlage dieser Erfahrungen handlungsfähig zu sein und zu lernen. Damit wird die emotionale Aura zur Blaupause für die Verstand-Aura. Wir befassen uns noch genauer mit den Vorgängen. Doch zuvor möchte ich das Modell der menschlichen Aura noch vervollständigen.

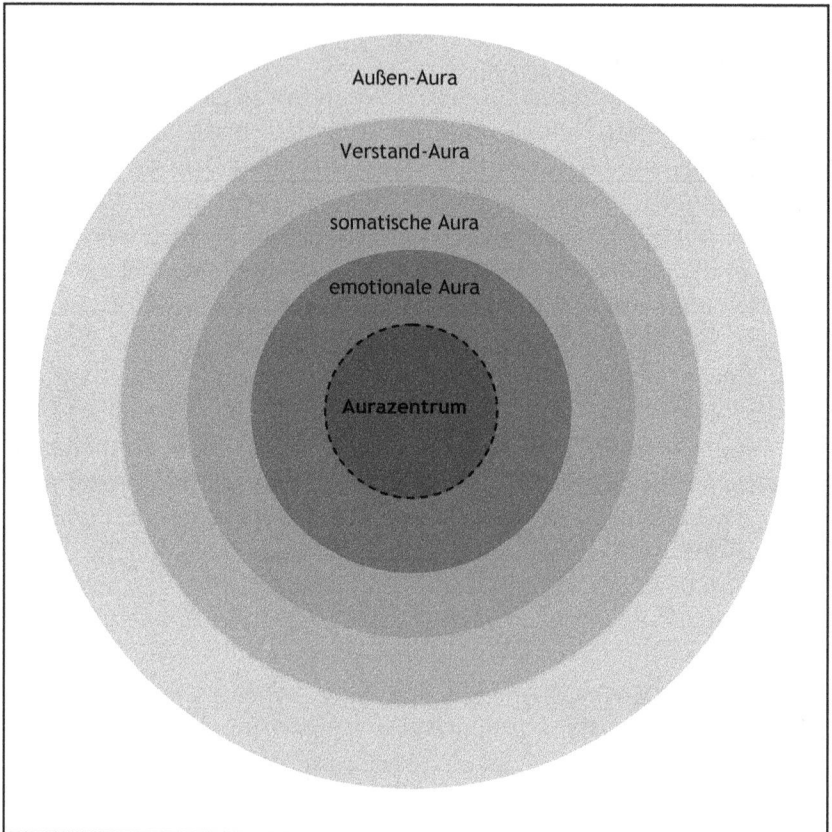

Außen-Aura

Verstand-Aura

somatische Aura

emotionale Aura

Aurazentrum

Abbildung: Auramodell nach Wolfgang Zimmer

Außen-Aura

Mit dem Begriff Außenaura bezeichne ich den Teil unseres Energiefeldes, der sich tatsächlich außerhalb unseres Organismus befindet bzw. dorthin wirkt. Natürlich gehen alle Auraschichten fließend ineinander über und die Außenaura ist Teil des Ganzen. Sie beginnt also nicht erst außerhalb des Körpers. Um uns herum ist Energie unseres Organismus teilweise messbar, beispielsweise als Wärmestrahlung oder als minimale Gravitation, die von allen Gegenständen und Körpern mit Masse ausgeht. Aura ist aber mehr. Es ist ein Feld einer speziellen, nicht wirklich physikalischen Energie, einer Energie, die in Verbindung treten kann mit anderen Auren oder anderen Kraftfeldern. In der Außenaura findet unsere Umwelt statt. Sie befindet sich automatisch in unserer Außenaura, genauso wie andere Menschen mit ihrer spezifischen Energie. Im Grunde genommen ist die menschliche Aura unbegrenzt, ähnlich wie die Atmosphäre eines Planten. Nach außen hin, also mit zunehmender Entfernung, wird sie immer dünner, immer durchlässiger. In unserem Bewusstsein nehmen wir die Umwelt über die Sinne wahr. Das allerdings ist nur ein Teil dessen, was bei uns ankommt, ein kanalisierter Teil, ein kleiner Ausschnitt. Alles, was sich jedoch in unserer Aura befindet, beeinflusst uns auch. Es fließt in alle Auraschichten mit Ausnahme des Aurazentrums und hinterlässt Abbilder. Es werden also auch unscheinbare und vollkommen unbewusst erlebte Ereignisse und Impulse als emotionale und bildhafte Einheiten gespeichert und führen zu Äquivalenten in der Verstandes-Aura. Natürlich ist nicht jedes Abbild stark in seiner Wirkung.

2.2 Die Funktionsprinzipien der Aura

Eine funktionierende Aura oder, um es weniger technisch auszudrücken, eine Aura, die sich in ihrem natürlich Fluss befindet, hat einen gesunden Organismus zur Folge. Weder körperliche noch psychische Krankheiten stellen sich bei einer sich frei bewegenden Aura ein. Natürlich wären Verletzungen möglich, die durch äußere Einflüsse, beispielsweise Unfälle, zustande kommen, doch auch diese würden schneller heilen und weniger Folgeschäden nach sich ziehen, wenn die Aura ihre Energie frei entfalten könnte. Ich möchte ihnen die Arbeitsprinzipien der Aura in diesem Kapitel vorstellen. Wir befassen uns also zuerst mit den naturgemäßen Abläufen der Aura, denn nur so ist zu verstehen, wie es überhaupt zu Störungen und zu Krankheiten kommen kann. Schließlich führt das Verständnis dieser Vorgänge auch zu dem Ausweg aus der Krankheit und zu Behandlungsmöglichkeiten und damit zur Heilungschance.

Tatsächlich ist der Energiefluss der Aura ein stufenloses System, das nicht wie ein Uhrwerk funktioniert, das in alle Einzelteile zerlegt und Schritt für Schritt zusammengebaut werden kann. Fehlt ein Teil, geht unter Umständen das ganze Uhrwerk nicht mehr. So einfach und gleichzeitig gefährlich ist es um die Aura nicht bestellt. Doch kommen wir auch nicht weiter, wenn wir die Aura als Heilige Kuh betrachten, die aufgrund ihrer Besonderheit nicht wirklich fassbar oder allenfalls in Farben und dazu gehörenden Energiedefiziten oder Überschüssen beschreibbar wäre oder nur sehr esoterisch-okkult zu verstehen sei. Ich werde die Heilige Kuh einfach schlachten und lasse die Leserinnen und Leser selbst entscheiden, ob ein gewisser Pragmatismus, den ich hier bediene, nicht hilfreicher für die Praxis sein kann. Daher zerlege ich die Vorgänge in der Aura einmal in praktikable und beschreibbare Schritte, die uns in der therapeutischen Arbeit hilfreich sein können, weil praktisch an jedem Punkt der Schrittfolge angesetzt werden kann, nicht nur, aber natürlich auch mit Quantenheilung.

Am Anfang des Buches habe ich schon darauf hingewiesen, dass man darüber streiten kann, ob es sich in der Aura um physikalisch-energetische oder um emotional-energetische und damit möglicherweise zum Teil nicht-physikalische Abläufe handelt. Ich möchte diese Diskussion aber auch hier nicht eröffnen, da ich sie noch immer nicht für Gewinn bringend halte. Wahrscheinlich benutze ich dennoch Begriffe, die auch physikalisch verstanden werden können. Schlachte ich also auch die Heilige Kuh der Begriffe und stell hiermit klar, dass ich ausschließlich Vorgänge in der Aura in ihren Prinzipien und Gesetzmäßigkeiten vorstellen werden. Alles andere überlasse ich denen, die den Streit der Wissenschaften für wichtig erachten und sicherlich aus ihrer Sicht und Zielsetzung gute Gründe dafür haben.

Erster Schritt: Ein Impuls kommt in der Aura an

Wenn wir ein Ereignis in unserer Umwelt wahrnehmen und davon betroffen sind, kommt ein Impuls in unserer Aura an. Genauer betrachtet, ist er schon in unserer Aura, weil diese unbegrenzt ist. Entsprechend findet auch alles in unserer Aura statt, vieles so weit von unserem Körper und unseren Sinnen entfernt, dass es nur wenig Einfluss auf unser aktives Handeln hat. Auch ganz in unserer Nähe geschieht vieles, was wir nicht bewusst wahrnehmen. Davon allerdings kann uns so manches sehr tief beeindrucken und verändern. Um die Vorgänge in der Aura zunächst einmal greifbar und nachvollziehbar zu machen, bleibe ich bei der Beschreibung der einzelnen Schritte bei einfachen und vor allem bewussten Wahrnehmungen unseres Organismus. Jede Wahrnehmung besteht aus vielen Facetten und sorgt entsprechend für viele Impulse. Auch hier möchte ich weiter vereinfachen und den Weg eines einzelnen Impulses beschreiben.

Der wahrgenommene Impuls kommt aus der Außenaura und durchdringt sowohl die Verstandesaura als auch die somatische Aura bis er in der emotionalen Aura ankommt. Die Verstand-Aura hat mit einer Aufmerksamkeitslenkung auf die Wahrnehmung die Sinne auf das entsprechende Ereignis fokussiert und der Körper nimmt es mit den körperlichen Sinnen auf. Der Impuls wird praktisch zur emotionalen Aura durchgereicht. Sobald er dort ankommt, mobilisiert das Aurazentrum Energie und strahlt diese in die emotionale Aura aus. Das ist erforderlich, um eine Verarbeitung des Impulses zu gewährleisten. Die Energie des Aurazentrums nennen wir ursprüngliche Energie, da sie als Lebenskraftreservoir vorhanden und ungeformt ist. Sie besitzt keine Richtung, keine inhaltliche Ausprägung, keine Zielsetzung oder Bestimmung. Sie ist einfach vorhanden und wird erst mit dem Verlassen des Aurazentrums geformt. Der von Geburt an vorhandene Bewertungsmechanismus, der das Aurazentrum umgibt und damit im Übergangsbereich von Aurazentrum und emotionaler Aura liegt, schätzt die Wertigkeit des Impulses ein. Im Grunde genommen wird er in gut oder schlecht kategorisiert. Das genügt - detailliertere Unterscheidungen werden hier nicht benötigt. Natürlich sind wir komplexe Wesen und können nicht nur zwischen gut und schlecht oder wie ein Computer zwischen Null und eins unterscheiden. In der emotionalen Aura aber machen wir nur genau das. Komplexe Erlebnisse, Bewertungen und Handlungen kommen erst durch eine Ansammlung und Verknüpfung vieler Bewertungen zustande, die in den anderen Auraschichten - somatische und Verstand-Aura - verarbeitet werden.

In der emotionalen Aura wird nun ein Abbild des Impulses in Form eines Bildes und in Form einer Bewertung gespeichert. Hierzu dient die Energie, die das Aurazentrum zur Verfügung stellt. Die Energie wird jedoch nicht hier verbleiben, sondern weiter wandern in die Auraschichten, die weiter außen liegen. Wir betrachten das in den nächsten Schritten. Doch das Abbild bleibt energiefrei als eine Art Blaupause vorhanden. Spätere Impulse, die der Blaupause entsprechen, können so zugeordnet und schneller eingeschätzt werden. Wir lernen ja nicht mit jedem Ereignis neu, sondern bauen Erfahrungen auf. Das tun wir in allen Auraschichten. In der emotionalen Aura bleibt die Erfahrung als einfaches Speicherbild, wie ein Negativ eines Fotos oder, verglichen mit einer menschlichen Zelle, wie ein Gen. Da wir ständig bewusst und unbewusst Impulse in der emotionalen Aura verarbeiten, entsteht sehr schnelle eine riesige Ansammlung von Speicherbildern. Diese werden miteinander verknüpft und bilden ein komplexes System.

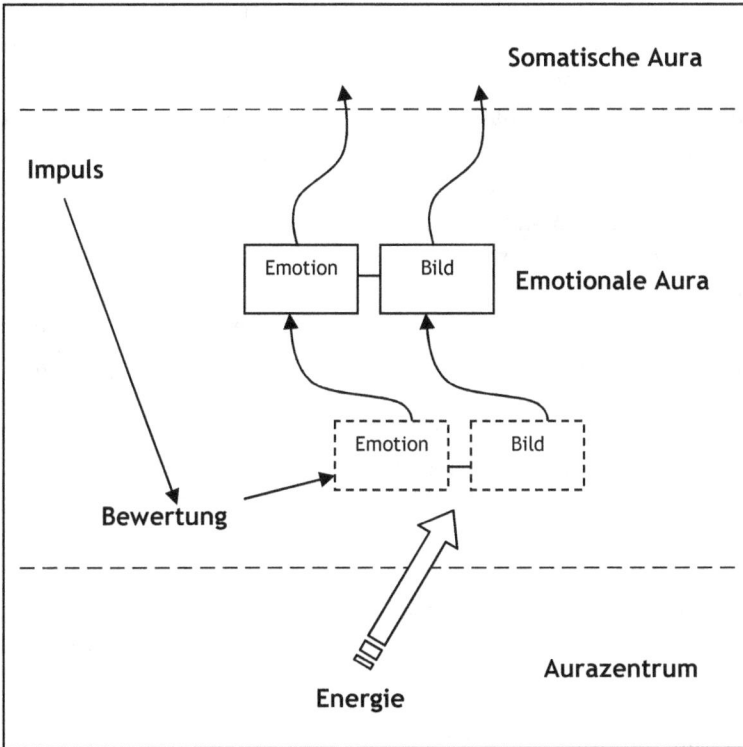

Abbildung: Impulsspeicherung in der emotionalen Aura

Ich möchte das Ganze gerne mit einem DNS-Strang im Kern einer menschlichen Körperzelle vergleichen. Es bildet sich eine Art emotionaler genetischer Strang, der wie die DNS der Zelle Bauplan für weitere Ereignisse der Aura ist. Die DNS der Körperzellen dient als Bauplan für Eiweißmoleküle, die zusammengebaut werden, indem Teile bzw. Ausschnitte der DNS kopiert werden.

Es wird praktisch ein Ausschnitt der DNS als Bauplan für Eiweiße benutzt. In der Aura läuft das ähnlich ab. Die Vielzahl an Abbildern in der emotionalen Aura bildet einen emotionalen Code, der als Bauplan für die Konstruktion von Emotionen und Verhaltensweisen des Organismus dient. Zusammengefasst können wir sagen, dass die emotionale Aura zu all unseren Erlebnissen, auch zu den unbewussten und weit entfernten, Speicherplätze mit Abbildern von Emotionen und zugehörigen visuellen Bildern belegt, die gemeinsam und miteinander verbunden das Reservoir und Repertoire unserer Emotionalität bilden. Das komplexe Netz aus Abbildern dient als Blaupause, als Bauplan für die Vorgänge der somatischen und der Verstandes-Aura.

Die Vorgänge in der emotionalen Aura sind unserem Bewusstsein nicht zugänglich. Wir können nicht mit unseren Sinnen dort hinein greifen. Wir können die emotionale Aura jedoch energetisch erreichen. Alle Erlebnisse finden als Impulse ihren Weg dorthin, also erreichen wir sie auch als Therapeuten immer, wenn wir mit Menschen umgehen. Unsere Handlungen, unsere Worte, unsere Präsenz lösen Impulse in der emotionalen Aura des Klienten aus. Natürlich garantiert uns das keine Heilung. Hierzu ist mehr erforderlich.

Zweiter Schritt: Die somatische Aura wird informiert

Verfolgen wir unseren Impuls weiter und begleiten ihn auf seinem Weg durch die Aura. Nachdem er in der emotionalen Aura bewertet und als Muster gespeichert wurde, wird der Impuls als energiegeladenes Abbild dieses Musters von der ursprünglichen Energie weiter transportiert zur somatischen Aura. Dort angekommen wird er vom Körper wahrgenommen und in ein Körpergefühl umgewandelt. Er löst eine körperlich spürbare Stimmung aus - ein Bauchgefühl entsteht. Gleichzeitig entsteht ein neuer Impuls einer körperlichen Reaktion. Das könnte beispielsweise eine Fluchtreaktion sein, die Produktion von Adrenalin oder die Steigerung der Herzfrequenz. Diese körperlichen Reaktionen veranlassen das Reh zur Flucht, uns Menschen nicht unbedingt, da wir nicht aus allen

Situationen fliehen können oder wollen. Wir betrachten so manches Ereignis, dass körperliche Fluchttendenzen auslöst, als Herausforderung und nennen das Ganze dann Lampenfieber. Ähnlich machen wir es täglich mit einer Vielzahl von körperlichen Impulsen. Das ist auch notwendig, denn als soziales und gesellschaftliches Wesen, können wir nicht einfach all unsere körperlichen Impulse ausleben.

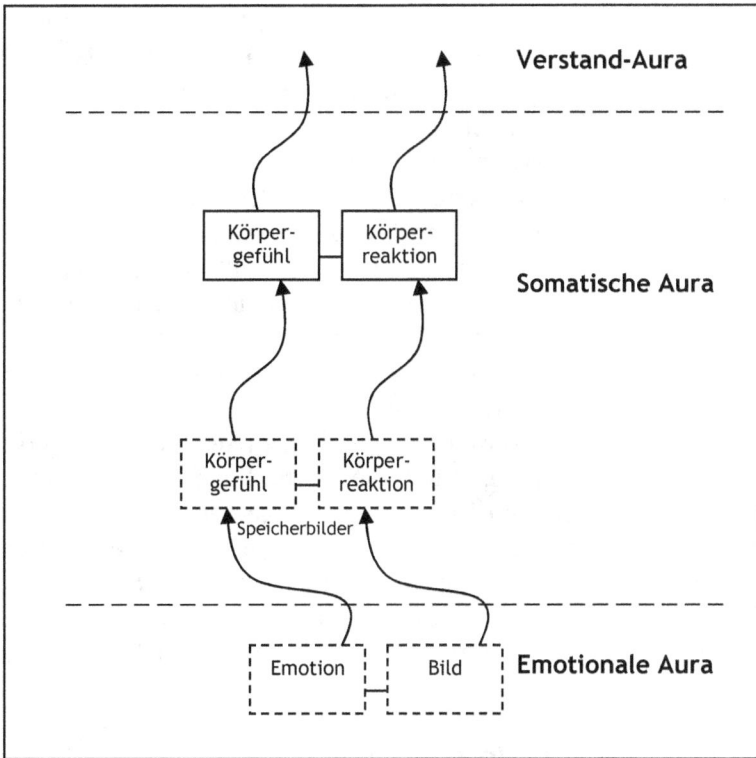

Abbildung: Impulsspeicherung in der somatischen Aura

Auch diese beiden Abbilder, das Körpergefühl und die Körperreaktion werden weiter verarbeitet bzw. weiter transportiert, wenn die Aura gesund ist. Doch wiederum bleibt eine Blaupause in der somatischen Aura. Nur so sind Lernprozesse möglich. Kommt später noch einmal der gleiche energetische Impuls von der emotionalen Aura in der somatischen Aura an, so wird die dort hinterlegte Blaupause aktiv und stellt das entsprechende Körpergefühl und die dazu gehörende Reaktion bereit. Zunächst einmal verläuft dieser Verarbeitungsprozess in der somatischen Aura unbewusst und automatisch. Wir haben keinen Einfluss auf diesen Vorgang. Er folgt den natürlichen Gesetzen der Aura. Daher können wir uns auch grundsätzlich auf unseren Körper verlassen. Unser Bauchgefühl irrt sich niemals. Vielleicht werden jetzt einige Leserinnen und Leser denken, das sei eine naive und sehr optimistische Betrachtung. Möglicherweise haben auch viele schon die Erfahrung gemacht, von ihrem Bauchgefühl in die Irre geführt worden zu sein. Doch bei genauerer Betrachtung stimmt das nicht. Ich werde ihnen zeigen, dass es nicht das Bauchgefühl ist, dass sich irren kann, sondern der Verstand, der es falsch interpretiert, ignoriert oder umbaut und nur noch glaubt, danach gehandelt zu haben.

Während die gespeicherte Blaupause des Impulses unbewusst bleibt und nicht unmittelbar mit unseren Sinnen oder mit dem Verstand angeschaut werden kann, dringen jedoch das energetisch aufgeladene Körpergefühl und die körperliche Reaktion in die bewusst wahrnehmbaren Bereiche des Organismus vor. Wir können sie wahrnehmen, und das ist nicht einmal besonders aufwändig oder schwierig. Dennoch missachten wir oft die Signale unseres Körpers, ignorieren seine Empfindungen und Impulse. Um zu verstehen, wie und warum das möglich ist, betrachten wir den nächsten Schritt.

Dritter Schritt: Die Verstand-Aura wird aktiv

Unser Verstand ist das größte Geschenk Gottes. Denn nur er verfügt über den freien Willen. Weder die emotionale noch die somatische Aura und schon gar nicht das Aurazentrum können irgendwelche Entscheidungen aus freiem Willen treffen. Sie funktionieren immer gleich, gehen ihren spezifischen Naturgesetzen nach, erfüllen das natürliche Bewerten und Speichern von Impulsen und den Transport der Impulsinformation durch die Auraschichten. Der Verstand kann und muss mehr leisten. Wir unterscheiden uns in der Aura übrigens nicht von den Tieren. Jedes Lebewesen ist mit einer Verstand-Aura ausgestattet und entsprechend mit dem, was wir im Alltag unseren Verstand nennen, eine denkende Instanz, die Entscheidungen fällen kann. Selbstverständlich ist nicht jedes Lebewesen gleichermaßen intelligent. Kein anderes Tier kann seinen Verstand derart flexibel und mächtig einsetzen wie der Mensch. Allerdings kann aus genau diesem Grund auch kein anderes Tier so viel Unheil für die eigene Spezies und für andere anrichten. Verfolgen wir unseren Impuls also weiter und begleiten ihn durch die Verstand-Aura. Wieder kommt hier eine Emotion an, die uns als Körpergefühl bereitgestellt wird.

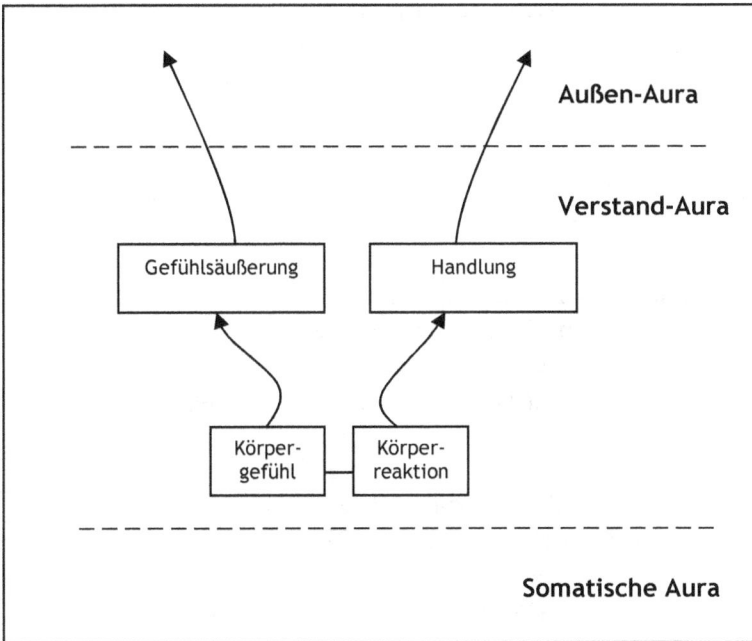

Abbildung: Impulsverarbeitung in der Verstand-Aura

Das gilt auch für scheinbar psychische Konstellationen oder Empfindungen, die bei genauer Betrachtung nichts anderes als interpretierte Körpergefühle sind. Außerdem kommt die körperliche Reaktion, also ein Verhaltensimpuls des Körpers in der Verstand-Aura an. Unser Verstand konstruiert nun aus beiden spezifische Verhaltensweisen oder Handlungen. Oftmals tun wir etwas aus Routine, ohne wirklich nachzudenken, was in vielen Fällen auch notwendig und hilfreich ist. Nicht auszudenken, wenn wir alles genau überlegen und planen müssten. Der Verstand zeigt also zwei Reaktionen auf den Impuls: eine Gefühlsäußerung zur Verarbeitung des emotionalen Impulses und eine Handlungsäußerung als Reaktion auf die körperliche Reaktion.

Vierter Schritt: Der Organismus reagiert

In einem nächsten Schritt werden nun die Entscheidungen und Pläne, die in der Verstand-Aura entworfen wurden, als Äußerungen des Organismus umgesetzt. Wir werden aktiv, tun etwas oder unterlassen etwas, wir verhalten uns in routinierter Art und Weise oder wir handeln aktiv, neu und anders als sonst. Wir zeigen also Reaktionen mit unserem Organismus in der Außenaura. Natürlich erhalten wir Rückmeldungen, beispielsweise Reaktionen unserer Mitmenschen oder von der Umwelt, wir beeinflussen unsere Umgebung und damit auch unsere Außenaura. In unserer Nähe, also nahe bei unserem Körpers verändert sich unsere Außenaura sehr schnell energetisch, indem unsere Gefühlsäußerung und unsere Verhaltensweisen bzw. Handlungen energetisch weiter transportiert werden. Es wirkt sich also nicht nur das aus, was wir direkt mit unserem Körper machen, sondern auch der Energietransport, der mit dem Bereitstellen ursprünglicher Energie aus dem Aurazentrum begann und durch die Auraschichten hindurch mit allerlei Transformation fortgesetzt wurde. Diese Veränderungen können aurasichtige Menschen visuell erfassen. Geübte Quantenheiler können sie mit den Händen ertasten. Soweit klingt das alles sehr harmonisch. Von der emotionalen Aura beginnend wird der in der Aura ankommende Impuls mit Hilfe der Energie, die das Aurazentrum bereitstellt, gespeichert und weiter transportiert in die weiter außen liegenden Auraschichten. In jeder Schicht der Aura wird eine Transformation vorgenommen und die Speicherung des transformierten Musters hinterlegt, um für zukünftige Ereignisse als Plan bereits vorzuliegen. Die Verstand-Aura setzt schließlich Verhaltensweisen und Handlungspläne um, die nach außen gebracht werden und sich damit in der Außenaura abspielen. Das führt zu Rückmeldungen und zu Veränderungen der Außenaura, wodurch wieder Impulse entstehen, die sich ins Innere der Aura bewegen und in der beschriebenen Art und Weise verarbeitet werden. Doch wie und warum werden wir nun krank? Und wie kann uns das Aurazentrum mit der ursprünglichen Energie gesund werden lassen? Genau diesen Fragen wollen wir im nächsten Kapitel nachgehen.

3 Krankheit und Heilung

3.1 Das neurotische Reh

Ein Reh entwickelt keine psychischen Störungen, auch dann nicht, wenn es von einem Wolf angefallen wurde und gerade noch fliehen konnte. Es leidet vielleicht unter schrecklichen Schmerzen, weil es gebissen wurde und es hatte mit Sicherheit Todesangst. In den nächsten Tagen bleibt es wohl irgendwo in Sicherheit und ist viel wachsamer und schreckhafter als vorher. Doch mit der Zeit verhält es sich wieder „gewöhnlich". Sicherlich hat es etwas gelernt und kann ähnliche Gefahren schneller einschätzen, ist nicht mehr so leicht zu überrumpeln und trifft gewisse Vorsichtsmaßnahmen, indem es auf Fluchtwege achtet. Viele Folgen kann das Ereignis mit dem Wolf haben, doch wird das Reh keine pathologische, also keine krankhafte, Angststörung entwickeln. Es entwickelt auch keinen Waschzwang oder Tic, keine Depression, keine psychosomatischen Verdauungsbeschwerden.

Viele Menschen haben aber in der Folge ähnlicher Ereignisse, also beispielsweise nach einem Überfall enorme psychische Schwierigkeiten, die lange anhalten. Wir betrachten das als normal oder unausweichlich, doch ist es das meistens nicht. Selbstverständlich kann niemand etwas dafür, wenn er eine Krankheit bekommt. Doch die Natur hat es so nicht vorgesehen. Warum nicht? Weil es aus Sicht der Natur keinen Sinn macht. Von Geburt an sind wir wie Rehe. Wir sind damit ausgestattet, alle Ereignisse unseres Lebens innerlich zu verarbeiten, um daraus konstruktiv nutzbare Erfahrungen zu entwickeln. Wir wissen, dass die Floskel „Die Zeit heilt alle Wunden" oft nicht aufgeht - bei einem Reh schon! Bei allen Tieren ist das so und eigentlich auch beim Menschen.

Beim Reh funktioniert der Mechanismus, weil es alles so wahrnimmt, wie es stattfindet, weil es nicht mit Glaubenssätzen, nicht mit antrainierten Verhaltensweisen und Sichtweisen und vor allem mit unverstellten Gefühlen sein Leben lebt. Es speichert das Ereignis innerlich ab. Genauer gesagt, speichert es das Gefühl der Situation ab, also „Todesangst" und ein Bild zur Situation. Dieses selbstverständlich schlimme Gefühl ist nicht schön und braucht Zeit, bis es wieder schwächer wird. Doch es zerstört nicht die Psyche des Rehs, sondern hilft ihm, stärker und wachsamer zu sein. Sicherlich hätte es gerne auf diese Erfahrung verzichtet. Natürlich hätte es auch anders lernen können. Doch wenn das schlimme Ereignis passiert, muss dieses verarbeitet werden. Das läuft in der Natur automatisch, weil das Reh immer authentisch ist und unverstellt fühlt. Wir nicht! Dafür können wir aber nichts. Wir haben es im Lauf unseres Lebens meist verlernt!

Stellen wir uns einmal vor, dass wir zu jedem Lebensereignis ein Gefühl abspeichern, verbunden mit einem Bild. Diese Kombination aus Gefühl und Bild kann uns nun helfen, etwas zu lernen, stärker zu werden, uns abzusichern oder auf irgendeine Art und Weise konstruktiv zu entwickeln. Wir bauen also Erfahrung auf. Bei den Erläuterungen zur Aura haben wir gesehen, wie solche Speicherbilder als eine Art Blaupause in der emotionalen und in der somatischen Aura abgelegt werden. Stellen wir uns weiter vor, das Gefühl und das Bild wären in der somatischen Aura auf einer Folie abgespeichert, die in unserem Körper wie in einem Regal oder einem Register abgelegt wird, damit wir bei Bedarf darauf zugreifen können. Wir könnten dann, ob nun bewusst oder unbewusst, immer wieder auf diese Folie schauen und uns erinnern. Wir könnten das betrachten, was auf der Folie ist und Schlussfolgerungen daraus ziehen. Unser Unterbewusstsein tut das ständig für uns. Es schaut auf unendlich viele Folien und zieht Schlussfolgerungen, um uns damit zu helfen. Wenn es die richtige Folie findet, kann es auch hilfreiche Folgen daraus ableiten. Beim Reh funktioniert das, doch warum nicht bei uns Menschen? Oder warum nicht immer? Arbeitet unser Unterbewusstsein falsch oder speichern wir die Folien der Erinnerung nicht richtig ab? Doch, wir speichern die Folien ab und wir vergessen das Abgespeicherte auch nicht wieder. Es ist immer bei uns. Wir speichern nur sehr oft eine zweite Folie, die direkt über der ersten liegt. Stellen sie sich das bitte einmal bildlich vor. Sie kennen Projektorfolien, die in der Zeit vor Powerpoint üblich waren. Man schreibt einen Text auf eine durchscheinende Folie oder es befindet sich ein Bild darauf. Halten wir die Folie gegen das Licht, dann sehen wir, was darauf ist. Wenn wir nun eine zweite Folie drüber legen, die ebenfalls beschrieben ist, erkennen wir nur noch Durcheinander oder können nur noch erahnen, was zu welcher Folie gehört. Wie sollten wir von diesen Folien lernen, wenn sie übereinander liegen?

Von Geburt an fühlen wir unsere Empfindungen unverstellt, also authentisch. Wir unterscheiden treffsicher zwischen gut und schlecht für uns, zwischen angenehm und unangenehm. Wir speichern also von Natur aus alle Erlebnisse so, wie sie tatsächlich für uns waren. Da wir Menschen sehr soziale und auf Zuneigung angewiesene Lebewesen sind, streben wir nach positiver Zuwendung durch andere Menschen. Im Laufe unseres Lebens lernen wir dabei immer wieder, dass unsere Gefühle auf Ablehnung stoßen können. Wir spüren vielleicht Angst und diese darf nicht sein. Sicherlich kennen sie Sätze wie „Du brauchst gar keine Angst zu haben" oder „Du hast keinen Grund, wütend zu sein". Das bedeutet, dass die Gefühle nicht erwünscht sind. Die Folie, die gespeichert werden sollte, wird als unerwünscht deklariert.

Bevor wir uns nun missverstehen, möchte ich auf eine wichtige Unterscheidung hinweisen. Natürlich darf nicht jeder Mensch alles tun, was er will. Das geht nicht. Ein wütendes Kind darf nicht das Geschirr kaputt schlagen, um seine Wut zum Ausdruck zu bringen. Das unterbinden wir, das nennt man Erziehung und die ist wichtig. Doch gibt es keinen Grund, die Wut zu verbieten. Es ist ja auch nicht möglich. Gefühle unterliegen keiner Rationalität und keinem Willen. Sie sind einfach da. Wer Angst hat, hat Angst, wer traurig ist, ist traurig. Zusammenfassend gilt: Wir dürfen alles fühlen und wir dürfen alles sein, was wir sind, wir dürfen aber nicht alles tun, was wir gerne wollen!

Mit dieser Grundhaltung wüsste das Kind, dass das Geschirrzerschlagen Ärger bringt, dürfte aber das Gefühl der Wut haben und die Folie der Wut auch abspeichern. Später wird es dieses Gefühl für viele konstruktive Lernprozesse nutzen können. Stattdessen lernen wir eben häufig, dass bestimmte Gefühle nicht sein sollen. Das wird nicht gleich zum Problem.

Zum Problem und zur psychischen Störung oder zu einer Krankheit führt es dann, wenn wir zu häufig erleben, dass unsere Gefühle nicht sein dürfen und wenn wir lange Zeit niemanden haben, der unsere wahren Gefühle hören möchte. Es wird zum Problem, wenn wir mit der Zeit unsere tatsächlichen Gefühle verleugnen und wenn noch mehr Zeit vergeht, dann sind wir uns unserer tatsächlichen Gefühle auch nicht mehr sicher. Wir glauben, ein bestimmtes Gefühl zu haben, beispielsweise Ärger und Wut und spüren nicht mehr, dass wir eigentlich tief verletzt sind. Wir nehmen es nicht mehr wahr. Unser Unterbewusstsein speichert beides in der somatische Aura: das wahre Gefühl, ob wir es spüren oder nicht, und das Gefühl unseres Selbstkonzeptes. So nenne ich das Gefühl, das wir subjektiv spüren. Oft weicht es vom wahren Gefühl ab. Wir haben also zu einem Ereignis zwei Folien gespeichert. Gleichen sich beide Folien, ist alles noch in Ordnung. Wir können sie lesen und verwerten. Weichen sie stark voneinander ab, so können wir die übereinander abgespeicherten Folien nicht mehr richtig auswerten. Unser Unterbewusstsein versucht es dennoch, es will uns schließlich so gut wie möglich helfen. Es verwertet das noch Erkennbare. Es kommt zu ungünstigen Schlussfolgerungen, es kommt zu Entwicklungen, die nicht unserem tatsächlichen Gefühl folgen, doch nur diese wären der richtige Weg für uns.

Betrachten wir einmal ein Beispiel. Stellen wir uns einmal vor, Herr K. wird von seinem Chef gemobbt, bis er schließlich kündigt. Vielleicht hat sich Herr K. immer ganz klein gefühlt und schwach und wurde tief in seiner Ehre verletzt, weil er dem mächtigen Chef und seinen Helfern nichts entgegen halten konnte. Nehmen wir an, er versucht, sein Gesicht zu wahren, weil er sich für seine „Schwäche" schämt. Er verdrängt das Gefühl des Verletztseins und entwickelt eine scheinbar überlegene, souveräne Haltung, die er auch nach dem Ereignis aufrecht hält, um als Sieger aus der Konfrontation zu gehen. Dann speichert er die Folie, auf der steht „Ich fühle mich klein und schwach und das tut weh" und oben drüber speichert er vielleicht eine Folie, auf der steht „Ich bin euch im Geiste überlegen. Ich bin der Klügere".

Die zweite Folie ist aber eine Verstandeseinschätzung. Sie entspricht nicht dem wahren Gefühl! Beide liegen übereinander. Wenn genau diese Folie vom Unterbewusstsein genutzt wird, um etwas zu lernen oder um zu handeln - Was soll es nun nutzen: *Ich fühle mich klein und schwach und das tut weh* oder besser *Ich bin euch im Geiste überlegen. Ich bin der Klügere?* Es hat keine Wahl. Beide Folien liegen übereinander und unser Selbstbild lässt nicht zu, dass wir sie trennen. Sonst müsste Herr K. innerlich zugeben, dass der zweite Satz nicht sein Gefühl beschreibt. Das tut er aber nicht, weil er die Erfahrung gemacht hat, dass er dafür eben nicht besonders geliebt wird, sondern Ablehnung erfahren wird. Das doppelte Speichern solch unterschiedlicher Folien kann ihn krank machen, wenn das häufig passiert. Sein Unterbewusstsein versucht ständig von Gefühlen zu lernen, die gar nicht seine eigenen waren. Und meistens lernt es von dem Durcheinander, dass durch die Überlagerung der Folien entsteht. Auch hier gilt: Das passiert uns allen. Die Frage ist nur, wie häufig und wie stark unterscheiden sich beide Folien!

3.2 Krankheit - Energieschieflage im Organismus

Die „Schwachstelle" unseres Organismus ist die Verstand-Aura. Die Übergänge der Energie mit allen Speicherbildern und Transformationen der Impulse von Auraschicht zu Auraschicht folgt einem natürlichen Mechanismus, der sich nicht irrt. Das gilt bis zur somatischen Aura. Der Verstand hat jedoch das, was wir den freien Willen nennen. Das bedeutet, er kann sich so verhalten, wie es die somatische Aura an ihn meldet, also eine entsprechende Gefühlsäußerung und eine passende Handlung zum Körpergefühl und der Körperreaktion konstruieren. Das muss er aber nicht tun. Wir funktionieren nicht wie ein Uhrwerk oder eine Maschine. Wir können auch kontraproduktiv oder absurd handeln. Wir können lügen, können uns selbst schädigen, wir können Gefühle verheimlichen und leugnen. Diese Fähigkeiten sind keine Konstruktionsfehler. Es sind notwendige Eigenschaften des Verstandes, der sich vielen Situationen anpassen muss. Es ist aber in keiner Weise problematisch, wenn wir anders handeln als unsere Körperimpulse es uns nahe legen. Problematisch wird es allerdings, wenn der Verstand die Emotionen, also das Körpergefühl übergeht. Auch das tun wir oft. Wir verdrängen, anfangs bewusst und gezielt, mit der Zeit häufig ohne dass wir es merken, unsere wahren Gefühle und tauschen sie regelrecht aus. Wir platzieren ein anderes Gefühl. Das geht natürlich nicht wirklich. Es ist ein Scheingefühl. Warum tun wir das?

Weil wir im Lauf unseres Lebens lernen, dass bestimmte Gefühle nicht gewollt sind, sie werden uns ausgeredet oder sogar verboten. Belanglos wirkende Sätze wie „Du brauchst keine Angst zu haben" oder „Es gibt keinen Grund, wütend zu sein" sagen uns, dass das Gefühl, das wir haben, falsch wäre. Dann schneidet der Verstand praktisch die Verbindung zwischen Körpergefühl und Körperreaktion durch und platziert eine neue Idee eines Gefühls, ein Scheingefühl. Das eigentliche Gefühl bleibt im Körper und verweilt dort. Wenn es nicht irgendwann zum Ausdruck gebracht wird oder mindestens ins Bewusstsein gelangt, bleibt es als Energieansammlung bestehen. Geschieht dies sehr häufig, so kommt es zu einem Energieüberschuss aufgrund dieser Ansammlungen. An anderer Stelle entsteht ein Energiedefizit, da der Verstand Energie benötigt, um das Scheingefühl aufzubauen. Es entsteht eine dauerhafte Energieschieflage! Die im Körper verbleibenden Gefühle stören nicht, solange wir sie spüren. Wenn wir Wut beispielsweise nicht zeigen wollen aber spüren, ist das eine Energieabfuhr. Wir senden die entsprechende Energie in die Außenaura, entweder über nonverbale Zeichen oder „nur" als Energie. Wer Aura sieht, kann das beobachten. Warum machen wir das überhaupt?

Weil wir von Natur aus nach Zuneigung durch andere Menschen streben. Wir sind soziale Wesen und brauchen Liebe. Dafür opfern wir unsere Gefühle, wenn es sein muss. Dürfen wir bestimmte Gefühle nie haben, weil wir immer dafür verurteilt werden, so entsteht eine Routine im Ersetzen der unliebsamen Energie (des Körpergefühls), wodurch wir das eigentliche Gefühl nicht mehr spüren. Unser Verstand handelt in diesem Fall schneller als unser Gefühl. Wir spüren daher nicht mehr, dass sich diese Energie aufstaut. Sie entlädt sich in Reaktionen des Körpers, der sich verspannt, verkrampft, Symptome produziert und schließlich krank wird.

Es kommt also zum Gesundbleiben darauf an, das Körpergefühl und damit die im Verstand ankommende Emotion zu spüren, auch dann, wenn wir sie nicht nach außen zeigen wollen oder dürfen. Natürlich ziehen wir nicht die Schlussfolgerung, dass jede Gefühlsäußerung angemessen oder zulässig wäre. Denken sie daran, dass es hier nicht um Verhalten geht. Wer wütend ist, muss nichts zerschlagen oder jemanden anschreien. Handlungen sind nicht immer erlaubt. Das geht auch nicht, denn ein soziales Miteinander wäre so gefährdet. Doch ein Gefühl auszusprechen oder im Bewusstsein zu halten, muss und kann erlaubt sein. Es schadet niemandem. Schädlich ist aber das dauerhafte Verdrängen und Uminterpretieren von Gefühlen. Welche Krankheit entsteht, wenn der Organismus mit der Energieschieflage überfordert ist, kann nicht einfach prognostiziert werden. Es gibt Anhaltspunkte dafür, dass bestimmte verdrängte Gefühle immer wieder zu ähnlichen Erkrankungen führen, die dann körperlich oder psychisch sein können. Hierzu kann ich jedoch keine Regeln beschreiben. Meine Beobachtungen reichen dazu nicht aus.

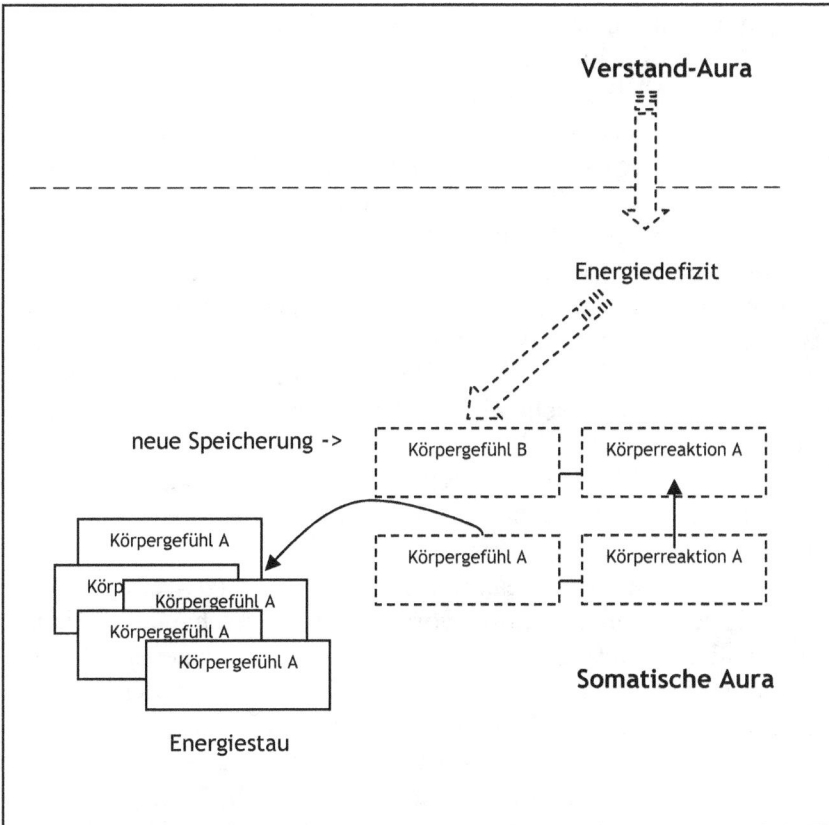

Abbildung: Energiestau und Energiedefizit in der somatischen Aura

Bei der Beschreibung des Aura-Modells bin ich davon ausgegangen, dass Emotion und Bild abgespeichert werden und als Blaupause, also als Vorlage, in der emotionalen Aura erhalten bleiben. Ebenso verläuft es in der somatischen Aura. Auch dort verbleiben alle Verbindungen als gespeicherte Muster. Die Aura lernt mit diesen Speicherungen und wird immer komplexer in der Wahrnehmung und Verarbeitung von Impulsen und damit von Lebensereignissen. Glücklicherweise wird die Verbindung von Emotion A und Bild A, die energiegeladen durch die emotionale Aura zur somatischen Aura transportiert wird, dort zunächst einmal routinemäßig in Körpergefühl A und Körperreaktion A transformiert und als solche auch gespeichert. Wenn nun der Verstand eingreift und das Körpergefühl A abtrennt und verdrängt, so verbleibt dieses nicht nur energetisch in der somatischen Aura, sondern die Verbindung von Körpergefühl A und Körperreaktion A bleibt als Blaupause ebenfalls gespeichert. Wäre das nicht so, würden wir ein einmal abgelehntes oder verdrängtes Gefühl immer wieder neu lernen müssen und scheinbar erstmalig spüren - der emotionale Tod!

Wie in der Abbildung auf Seite 51 erkennbar, konstruiert der Verstand ein neues Gefühl als Ersatz für das ungewollte und bildet damit eine neue Verbindung aus Körpergefühl B und Körperreaktion A. Die Körperreaktion muss nicht ersetzt werden, da sie ohnehin zur Transformation vorgesehen ist. Es handelt sich um physikalische Bewegungsenergie, die als Impulsgeber für eine Handlung dient. Einfach gesagt, wird die Energie der Körperreaktion mit der darauf folgenden Handlung weiter transportiert zur Außen-Aura. Da wir als bewusst und aktiv handelnde Wesen zur Welt kommen, ist dieser Vorgang so vorgesehen. Emotionen zu verändern, ist von Natur aus nicht vorgesehen. Kein Tier würde so etwas tun. Wir aber legen eine zweite Blaupause an, wenn wir wissen, dass das Körpergefühl Abbild einer von unseren Bezugspersonen nicht akzeptierten Emotion entspricht und wir häufig und massiv dafür Ablehnung erfahren haben. Wir legen zwei Blaupausen übereinander. Die erste entsteht automatisch in der unbewussten Zone der somatischen Aura. Wir haben keinen Einfluss darauf. Die somatische Aura folgt ihren Naturgesetzen und transformiert die Emotion, die aus der emotionalen Aura ankommt in ein Körpergefühl und zwar immer in das gleiche. Emotion A wird immer zu Körpergefühl A transformiert. Die Verbindung aus Körpergefühl A und Körperreaktion A wird entsprechend als Blaupause in der somatischen Aura hinterlegt.

Unser Verstand legt aus beschriebenen Gründen über manche Blaupausen eine weitere, die im bewussten Bereich der somatischen Aura liegt. Wir können mit unserem Bewusstsein und unserer Ratio darauf zugreifen. Wir glauben dann, dass es sich um unser wahres Gefühl handele und erkennen nicht bewusst, dass die wahre Folie, auf der Körpergefühl A und Körperreaktion A gespeichert sind, darunter liegt. So irren wir uns dauerhaft in der Wahrnehmung unserer eigenen Gefühle. Die Energieschieflage ist nicht mehr aufzuhalten, da unser Verstand ständig ohne unser aktives Zutun das ursprüngliche Körpergefühl abtrennt, noch bevor es in unser Bewusstsein gelangt. Damit schädigen wir uns zwar unbewusst aber wirksam, doch erledigt unsere Verstand-Aura nur das, was wir vorher mehrmals bewusst entschieden haben, nämlich ein bestimmtes Gefühl als unpassend loswerden zu wollen. Warum passiert das keinem Reh?

Es passiert bei Tieren überhaupt nicht. Kein Tier würde ein anderes für seine Gefühle kritisieren. Wenn ein Wolfwelpe über die Stränge schlägt und seine Mutter beißt, wird sie ihn unsanft zurechtweisen. Das kann weh tun. Der kleine Wolf weiß dann, dass er seine Mutter nicht beißen darf, wenn er wütend ist und sucht sich eine andere Handlung aus. Er käme nie auf die Idee, dass er nicht wütend sein darf. Das hat seine Mutter auch nicht beurteilt, sondern nur sein Verhalten. Sie hat ihm nicht gesagt, dass er keinen Grund hätte, so wütend zu sein, auch nicht, dass Wut nur Wut auf ihn selbst wäre oder dass es Sünde sei, auf die eigene Mutter wütend zu sein. Sie hat ihm nur ein einziges gesagt: Du darfst mich nicht beißen! Warum sollte unser kleiner Wolf das Gefühl der Wut nun abtrennen und mit viel energetischem Aufwand durch ein Scheingefühl ersetzen? Es gibt keinen Grund.

Achten sie bitte auf den bedeutsamen Unterschied. Würde die Menschenmutter dem Kind sagen oder zeigen, dass es sie nicht schlagen darf, wenn es wütend ist, würde das Gleiche geschehen wie beim jungen Wolf. Das Kind müsste sein Verhalten anpassen, doch nicht sein Gefühl. Es wäre leicht, Wut sozialverträglich ausdrücken zu dürfen und gleichzeitig für Gewaltausübung bestraft zu werden. Die Transformation der Körperreaktion müsste beim nächsten Mal angepasst werden. Die Körperreaktion selbst könnte verbleiben. Sie stört ja nicht, nur die Transformation. Wird aber das Gefühl als unpassend oder böse beurteilt, muss es langfristig beseitigt werden, wenn das Kind sich die Liebe der Mutter sichern will. Wo liegt nun der Unterschied? Warum muss der Bewegungsimpuls des Körpers nur anders transformiert werden und das Gefühl ersetzt werden?

Die Antwort ist recht simpel. Niemand hat dem Kind gesagt, dass der gespürte Bewegungsimpuls, also die Körperreaktion falsch war. Hat es die Mutter geschlagen, erhält es die Rückmeldung, dass dieses Verhalten falsch war. Beim Gefühl ist es oft anders. Es wird nicht die Art der Äußerung kritisiert, sondern das Gefühl selbst. Da hilft keine Transformation. Wir können Wut nicht in Freude transformieren. Wut ist Wut. Wir können sie sozialverträglich zum Ausdruck bringen. Wird uns das erlaubt, so kommt es nicht zu Problemen. Lernt das Kind, dass es nicht laut schreien darf, um seine Wut zum Ausdruck zu bringen, erhält es aber gleichzeitig die Möglichkeit, sein Gefühl anders auszudrücken, aber immer noch als Wut, so wird diese Energie in die Außen-Aura transportiert und es bleibt die ursprüngliche Blaupause erhalten. Es ist keine Überlagerung durch eine Ersatzspeicherung notwendig. Es gibt auch keine Energieschieflage. Es folgt auch keine Krankheit!

Natürlich erfolgt die Speicherung einer Ersatzfolie, die die wahre Folie von Gefühl und Reaktion überlagert, nicht nach einem Erlebnis der Ablehnung oder des negativen Feedbacks. Bei ständig sich wiederholender Erfahrung der Ablehnung von Gefühlen wird es aber passieren, es sei denn, das wahrgenommene Gefühl kann etwas verzögert doch noch zum Ausdruck gebracht werden. Eine Zeitspanne kann ich hierfür nicht angeben. Gefühle, die nicht nach außen gezeigt werden, sollten möglichst bald verarbeitet werden, also noch einmal mit Konzentration und Achtsamkeit im Körper gefunden, zugelassen und am besten aktiv nach außen gebracht werden. Wir machen das in vielen Fällen intuitiv, weinen vielleicht, wenn wir alleine sind oder lassen uns gehen, wenn der Tag vorüber ist und wir uns noch einmal auf unsere Erlebnisse besinnen.

Wenn es uns gelingt, regelmäßig und zeitnah unsere Gefühle doch noch wahrzunehmen und deutlich zu spüren, so gelingt auch die Gesunderhaltung. Wir führen die Energie dann verspätet aber dennoch erfolgreich ab. Es kann dann auch gelingen, die Energiedefizite wieder auszugleichen, indem Energie aufgefüllt und gleichmäßig in der Aura verteilt wird. Diese Energie kommt aus dem Aurazentrum, das bereitwillig die ursprüngliche, ungerichtete und damit auch unbelastete, neutrale Energie zur Verfügung stellt. Unser Alltag mit all seinen Anforderungen ist häufig so stressüberladen, dass wir den regelmäßigen Ausgleich nicht mehr schaffen. Durch Erziehung und Sozialisation, durch dauerhafte Rückmeldung, dass bestimmte Gefühle nicht gut sind und damit nicht zu Anerkennung und Zuneigung führen, können in uns Glaubenssätze (neue Folien) entstehen, die uns derart stark einnehmen und auf das Ersetzen von ungewollten Gefühlen festlegen, dass es uns schließlich gar nicht mehr gelingt, unsere wahren Gefühle zu spüren, obwohl sie als Blaupause und als Energieüberschuss noch im Körper vorhanden sind. Dann hilft auch keine Besinnung mehr und kein Versuch, selbst für Ausgleich zu sorgen - wir brauchen eine Therapie.

3.3 Heilung - Aurareinigung ist nicht genug!

Energetische Heilung wird häufig wie eine Entrümpelung der Aura angepriesen. Besonders entgegenkommend stellt sie sich häufig dar, weil der Energieheiler, so also auch der Quantenheiler, irgendwie für die Reinigung und den Energieausgleich der Aura sorgt und damit den Klienten von seiner eigenen Verantwortung entlastet. Es ist menschlich und legitim, genau das zu suchen, um Entlastung, Linderung oder Heilung zu finden. Meistens genügt es nicht. Genauer gesagt, genügt es meistens nicht zur dauerhaften Heilung im Sinne eines gesunden Neuanfangs und Gesundbleibens. Häufig zeigen sich bei der Arbeit mit Quantenenergie rasche und deutliche Veränderungen, die als konstruktiv wahrgenommen werden. Klienten fühlen sich dann besser oder werden gesund und freuen sich darüber. Sie können das Leben wieder genießen. Doch dann, mit der Zeit, stellt sich wieder Unwohlsein ein oder die Krankheit kehrt zurück. Und natürlich gibt es auch Fälle, in denen die Krankheit gar nicht auf die Behandlung reagiert. Betrachten wir zunächst einmal die Vorgänge im Organismus beim energetischen Heilen und nutzen hierfür wieder das Aura-Modell, um anschließend der Frage nachzugehen, warum diese Vorgänge auch einmal nicht funktionieren.

Wir haben bereits gesehen, dass es immer dann zu energetischen Schieflagen im Sinne von Energiestaus und Energiedefiziten an unterschiedlichen Stellen der somatischen Aura kommt, wenn der Verstand versucht, Emotionen, die bei ihm als Körpergefühl ankommen, zu ändern. Das ist nur möglich, indem das Körpergefühl von der dazu gehörenden Körperreaktion abgetrennt wird und durch ein neues Gefühl, das künstliche aufgebaut wird, ersetzt wird. Wir haben das als eine Möglichkeit des freien Willens kennen gelernt. Das alleine ist noch kein Problem. Kommt es einmal vor, so entsteht zunächst nur ein kleiner Energieüberschuss und entsprechend ein kleines Energiedefizit. Grundsätzlich gibt es zwei natürliche Möglichkeiten, diese Schieflage wieder auszugleichen.

Die erste Möglichkeit besteht darin, das verdrängte Gefühl später zuzulassen und intensiv zu spüren. Ein gestresster Bankangestellter, der vor Verzweiflung im Beruf gerne weinen möchte, wird das nicht im Kundenkontakt tun. Es gelingt ihm da auch wahrscheinlich nicht intensiv genug, seine Verzweiflung angemessen und konstruktiv auszudrücken und damit authentisch zu bleiben und die Energie damit fließen zu lassen. Vielleicht nimmt er sich aber am Abend Zeit und spürt die Verzweiflung des Tages, holt das Weinen nach oder produziert irgendeine andere angemessene Verhaltensäußerung, die dieses Gefühl passend transformiert.

Die zweite Möglichkeit ist weder besser noch schlechter, sondern wirklich nur etwas anders. Sie besteht darin, gar nichts zu machen, einfach nur präsent und aufmerksam zu sein. Unser Bankangestellter könnte beispielsweise in einer ruhigen Meditation oder einfach in einer Ruhephase auf sein Körpergefühl achten und seinen Körper spüren. Wenn es ihm nun gelingt, wirklich nichts zu tun, nur zu fühlen, dann ruht die Verstand-Aura und das natürliche Selbstreinigungsprogramm der Aura läuft. Dieses besteht darin, dass das Aurazentrum wie eine Sonne nach allen Seiten strahlt und Energie in die Auraschichten schickt. Das geschieht sowieso immer. Es ist also kein wirkliches Programm, das erst starten müsste. Werden Impulse verarbeitet, so wird die Energie zum Transportieren und Transformieren der Impulse benötigt. Wird nichts getan, so strahlt die Energie dennoch in die Aura und gleicht Energieschieflagen aus.

Aurareinigung bedeutet, dass alle Energieschieflagen ausgeglichen werden. Überschüsse und Defizite werden aufgelöst. Das kann der Verstand nicht! Emotionen, die als Körpergefühl im Verstand ankommen, können nicht in andere Emotionen transformiert werden. Auch die darin enthaltene Energie kann nicht umgedeutet oder in der Aura per Verstand umplatziert werden. Das kann aber die ursprüngliche Energie des Aurazentrums. Sie gleicht Energieunterschiede aus, wenn der Verstand nicht „dazwischen funkt". Hierzu muss er „ausgeschaltet" werden. Das geht mit Hilfe der Heilungstechniken, die wir noch kennen lernen. Warum reinigt sich die Aura aber nicht vollständig von selbst?

Weil viel zu viele Energieüberschüsse und Defizite entstehen, indem unser Verstand viel zu oft Emotionen ersetzt. Wir verfügen häufig über so sture und unflexible Gedankenmuster und Glaubenssätze, dass wir am laufenden Band Energieschieflagen produzieren. Schneller als die ursprüngliche Energie das beheben kann. Im Alltagsstress und in der Verbissenheit so mancher Therapie produzieren wir dann selbst bei Behandlungen immer neue Blaupausen und immer neue Abspaltungen von Körpergefühlen und ersetzen sie durch scheinbar bessere. Damit binden wir dann zu viel von der ursprünglichen Energie für diese Arbeit der Verstand-Aura und sorgen für immer neue Energieschieflagen in der somatischen Aura. Je mehr Energie dafür gebunden wird, umso weniger steht frei zur Verfügung, um die Schieflagen zu korrigieren. Ersetzen wir ungewollte Gefühle nur sehr selten durch konstruierte, so tun es die Tiere, und gönnen wir uns außerdem Ruhezeiten oder Zeiten der Besinnung, so steht ausreichend ursprüngliche Energie zur Verfügung, um die Aura immer wieder zu reinigen.

Die Blaupausen, auch die eher „ungünstigen" der Verstand-Aura werden dabei nicht gelöscht. Sie bleiben erhalten. Nur die Energieschieflage wird behoben. Aber nur die macht uns wirklich krank. Blaupausen können ruhen oder aktiv sein. Ruhende Blaupausen können uns nicht gefährden.

Wenn wir voraussetzen, dass jede Aura sich selbst heilen kann, wenn die betreffende Person zur Ruhe kommt, nichts aktiv tut oder logisch denkt und immer wieder Auszeiten dafür zur Verfügung stehen, sollte eine Anleitung zur Selbstheilung möglich sein. Das stimmt auch. Nur fällt es vielen Menschen schwer, sich selbst diese Ruhe zu gönnen und konsequent dran zu bleiben. „Dran bleiben" kennen wir vor allem als aktiv sein, es bedeutet jedoch bei Selbstheilung, regelmäßig und in ausreichendem Maße nichts zu tun. Einen Vorteil haben wir bei der Behandlung mit Quantenenergie dabei sehr leicht zur Hand. Indem der Klient während der Behandlung praktisch nichts tun muss, werden auch keine Anforderungen an ihn gestellt. Er muss also keine Energieschieflagen produzieren, kommt zur Ruhe. Allerdings sind da seine Glaubenssätze, sein vielleicht verbissener Heilungswunsch, seine Ungeduld, sein Leidensdruck und viele weitere Aspekte, die seine Verstand-Aura aktiv halten können.

Gelingt es dem Therapeuten, und das ist wirklich maßgeblich für den Erfolg, während der Behandlung frei von Zielen, Interessen, Verbissenheiten, Plänen, logischem Denken - kurz gesagt: frei von den Aktivitäten seines eigenen Verstandes zu sein, so läuft beim Therapeuten eine optimale Selbstreinigung. Sein Aurazentrum kann ungehindert ursprüngliche Energie freisetzen, die seinen Klienten im nahen Kontakt mit versorgt. Der Klient erhält praktisch von außen über seine eigene Außenaura ursprüngliche Energie vom Therapeuten, ohne dass diesem etwas verloren geht. Das Aurazentrum kann nicht ausgebeutet werden oder leer gezapft werden. Wenn wir uns im Kontakt mit Menschen ausgelaugt fühlen und das Gefühl haben, ein „Energieräuber" hätte uns Kraft geraubt, dann liegt dieser Kräfteverlust in der somatischen Aura vor, nicht im Aurazentrum. Dann benötigen wir die Energie unseres Aurazentrums zum Auffüllen unserer eigenen Aura. Wenn wir keine Anforderungen an unsere Klienten haben, sie nicht um jeden Preis heilen wollen, sondern einfach „nur" da sind und unsere ursprüngliche Energie frei fließen lassen, dann werden nicht nur unsere Schieflagen gereinigt, sondern auch viel ursprüngliche Energie in unsere Außenaura transportiert, wo sie natürlicherweise hin strahlt, wenn sie nicht in unseren Auraschichten abgefangen und für Transport und Transformation von Impulsen benötigt wird.

Wenn Quantenheilung gelingt, strömt also ursprüngliche Energie vom Aurazentrum des Klienten zur somatischen und Verstand-Aura und ursprüngliche Energie von der Aura des Therapeuten durch die Außenaura des Klienten in seine Verstand-Aura und somatische Aura. Da die ursprüngliche Energie bei allen Menschen gleich ist, nämlich ungeformte, reine Energie, wirkt die Aura des Therapeuten genauso wie das Aurazentrum des Klienten.

Da die Verstand-Aura des Therapeuten ruht, werden Impulse, die aus der Aura des Klienten kommen und vom Therapeuten aufgenommen werden, nicht verarbeitet, sondern laufen ungehindert durch die Aura des Therapeuten. Sie werden von der ursprünglichen Energie einfach weiter geleitet und bilden keine Blaupausen in der somatischen Aura. Dieses Durchlaufen ist wichtig und vollkommen ungefährlich, wenn der Therapeut wirklich loslässt und die Auren arbeiten lässt. Therapeuten spüren in ihrem eigenen Körper Energiefluss und Energieausgleich. Damit können wir auch spüren, wann der Energieausgleich fertig ist. Sie kennen das vielleicht schon von den Zweipunkttechniken und dem Gefühl sich angleichender Gefühle in zwei Körperteilen. Mit meiner Dreipunkt-Aura-Technik zeige ich ihnen in diesem Buch, wie sie dieses Durchfließen der Impulse der Aura des Klienten optimal nutzen können.

4 Die reine Bewusstheit

4.1 Die Harmonisierungstendenz der Aura

Synchronisation bedeutet, energetische Harmonie im Organismus herzustellen. Das ist der Zustand, der Heilung ermöglicht. Natürlich braucht Heilung je nach Zustand oder Erkrankung auch Zeit. Wir haben darüber gesprochen, dass der Organismus eigentlich von Natur aus nach Ausgleich und Harmonie strebt. Die ursprüngliche Energie des Aurazentrums kann jeden Tag ihre Heilungskraft entfalten, wenn wir genügend Auszeiten nehmen, was bedeutet, dass wir in ausreichendem Maße nichts tun. Ich stelle ihnen nun eine einfache Übung vor. Machen sie die Übung bitte, bevor sie weiter lesen.

Übung

Stehen sie auf einem Bein und heben sie dann das rechte Bein an und beginnen sie damit zu kreisen. Lassen sie das rechte Bein einfach im Uhrzeigersinn kreisen, also rechtsherum. Das geht sicher einfach. Warten sie einige Umdrehungen ab, bis sich die Bewegung harmonisch anfühlt. Dann richten sie ihren Blick bitte schräg nach oben und malen sie mit der rechten Hand mehrmals hintereinander die Zahl 6 in die Luft. Machen sie einfach weiter und lassen sie weiter ihr Bein kreisen. Richten sie dann den Blick nach unten auf ihr rechtes Bein und beobachten sie die Bewegung.

Erstaunlich oder? Vermutlich kreist ihr Bein immer noch, allerdings linksherum. Möglicherweise macht es auch eine Hin- und Herbewegung, dann aber auch mit der Tendenz, sich nach links zu bewegen. Sie denken, das wäre ein fauler Bühnentrick? Gut, dann probieren sie es doch gleich noch einmal und schauen sie die ganze Zeit dabei auf ihr Bein. Malen sie die 6 immer wieder in die Luft, und zwar so, dass sie ihr Bein dabei sehen können. Und nun? Bei der Quantenheilung geht es natürlich nicht darum, dass alles in die gleiche energetische Richtung läuft, sondern dass die Harmonie des Organismus wieder hergestellt wird. Die Balance muss wieder hergestellt werden. Ein schmerzender oder kranker Organismus befindet sich in einer Dysbalance. Was in unserer Übung so schwierig ist, ist in einem kranken Körper oder in einer kranken Psyche der Ist-Zustand. Es liegen mindestens zwei energetische Zustände oder Bewegungen vor, die sich etwa so verhalten wie ein rechtsherum kreisendes Bein und ein gleichzeitig linksherum kreisender Arm. Was wir aus der Übung lernen können, ist Folgendes: Unser Organismus, also Körper und Psyche, strebt grundsätzlich danach, eine natürliche Harmonie herzustellen!

Das tun das Bein und der Arm, weil es sich stimmiger anfühlt, entweder beide rechtsherum oder beide linksherum kreisen zu lassen. Natürlich heilt sich unser Körper nicht immer selbst. Wenn das so wäre, bräuchten wir weder die Medizin noch die Psychotherapie und auch keine Quantenheilung. Warum also tut unser Körper nicht einfach das, wozu er geboren ist und stellt automatisch die Harmonie wieder her? Die Antwort ist relativ einfach: Wir halten ihn davon ab! Überlegen sie einmal das Folgende. Haben sie bei der Wiederholung der Übung nicht gedacht *Ich lasse mich nicht noch einmal in die Irre führen, diesmal dreht sich mein Bein schön weiter rechtsherum, weil ich es so will?*

Wahrscheinlich haben sie das gedacht. Und sicherlich haben sie es kaum glauben können, dass es nicht so einfach funktioniert hat. Sicherlich konnten sie den Fuß beim zweiten Versuch von seiner Linksdrehung wieder abbringen und ihn holprig und zackig hin und her wandern lassen. Zu einer harmonischen Bewegung konnten sie es jedenfalls nicht bringen.

Stress, seelische Belastungen, Überforderungen bringen den Körper aus dem Gleichgewicht und wir werden krank. Gewöhnlich versuchen wir dann, eine Heilung einzuleiten. Wir denken über die Erkrankung nach. Wir gehen zum Arzt oder zum Psychotherapeuten. Wir versuchen, den Gleichklang, die Harmonie im Organismus durch Überlegungen, durch Gedanken und Handlungen wieder herzustellen. Das ist grundsätzlich richtig. Natürlich sollten wir immer zu einem Arzt oder Heilpraktiker gehen, wenn wir uns krank fühlen. Gleichzeitig könnten wir aber ganz viel für unsere Genesung tun, indem wir einmal nichts tun. Das klingt schon wieder recht merkwürdig, stimmt aber. Wir könnten ein Medikament einnehmen und dann loslassen und nichts tun. Unserem Körper die Arbeit damit überlassen, sodass er seine natürliche Harmonie wieder finden kann. Wir tun aber immer noch mehr. Wir arbeiten weiter, ohne uns Ruhe zu gönnen. Wir setzen uns Belastungen aus, die wir nicht wirklich imstande sind zu ertragen. Wir sorgen für weitere Disharmonie. Dann denken wir ständig daran, wieder gesund sein zu wollen.

Wir beschäftigen uns mit dem Gedanken, wie uns die Krankheit stört, woran sie uns hindert. Und immer wieder bauen wir dabei ein Bild davon auf, wie wir sein wollen. Was wir wieder können wollen, wie wir uns wieder fühlen wollen. Wir versuchen alles zu beschleunigen. Das wirkt sich dann etwa so aus, als wenn wir immer stärker und stärker versuchen, das Bein zu zwingen, sich weiter nach rechts zu drehen. Schön rund und harmonisch. Gleichzeitig soll der Arm die Zahl 6 schreiben.

Tun wir das in unserer Übung, so kommen wir einfach nicht zu einer harmonischen Bewegung. Harmonisch wird es von selbst, wenn wir nichts Besonderes mit unserem Bein machen. Es bewegt sich selbst harmonisch linksherum. Wenn wir natürlich glauben, dass die Rechtsdrehung der gesunde Zustand wäre, dann müssten wir die 6 spiegelverkehrt in die Luft schreiben. Dann dreht sich das Bein sehr bald schon harmonisch nach rechts. Nur ändert sich dann die Richtung des Armes. Auf Krankheiten bezogen stellen wir schnell fest, dass unser Körper ein komplexes System ist, dass wir hier und da zur Richtungsänderung zwingen können, was jedoch immer bedeutet, dass ein anderer Bereich des Körpers auch seine „Richtung" ändert. Wenn es uns gelingt, wirklich freien Lauf zu lassen, kann die Harmonie sich natürlicherweise einstellen, wie in der Übung. Wir müssten allerdings tatsächlich loslassen. Und nicht über den Weg nachdenken, den der Organismus dann geht. Gedanken sind bereits Richtungsänderungen. Ein Zielgedanke wie beispielsweise *Ich möchte schmerzfrei sein und mein Kniegelenk wieder frei bewegen können*, ist in Ordnung. Es ist ein Gedanke, der bedeutet *Ich möchte wieder Harmonie erleben*. Doch dann geht es weiter. Wir probieren, ob es schon besser geworden ist. Wir bewegen das Knie nach der Behandlung, vielleicht ja auch während der Behandlung. Wir beschäftigen uns in unseren logischen, planenden Gedanken mit dem Lösungsweg. Wir könnten aber unseren Körper selbst daran arbeiten lassen. Denken sie noch einmal an den ersten Durchgang des Experimentes. Die Harmonie hat sich eingestellt, obwohl das überhaupt nicht ihre Absicht war. Halt das stimmt nicht! So würden es viele im Alltagsverständnis beantworten. Es ist aber falsch. Richtig geht es so: Die Harmonie der gleichlaufenden Bewegung hat sich nur deshalb so selbstverständlich und schnell eingestellt, weil sie nicht darüber nachgedacht haben. Weil sie gar nichts vorhatten. Sie haben einfach die Übung gemacht und keine eigenen Ziele verfolgt.

Lassen sie uns eine weitere Übung machen, die uns etwas Weiteres zeigen kann. Wir werden erleben, dass unsere Konzentration und Aufmerksamkeit bzw. deren Richtungsänderung ebenfalls unseren Körper beeinflussen und so zur Harmonisierung beitragen können. Natürlich auch zum Gegenteil.

Übung

Setzen sie sich bequem hin und atmen sie einige Male tief durch. Lassen sie Ruhe einkehren und entspannen sie sich mit einigen weiteren Atemzügen. Nun greifen sie mit Daumen und Zeigefinger der rechten Hand den kleinen Finger der linken Hand und drücken sie zu. Drücken sie so fest, dass es etwas weh tut, aber auszuhalten ist. Halten sie das zehn Sekunden und lassen sie dann los. Machen sie das Gleiche noch einmal und sobald der kleine Finger sich wieder gut anfühlt, beantworten sie die Fragen unterhalb des Textfeldes. Sehen sie nicht vorher nach. Machen sie die Übung und sehen sie sich dann die Fragen an.

Wie hat sich der zusammengedrückte kleine Finger angefühlt? Wie hat sich der andere kleine Finger in demselben Moment angefühlt? Der gedrückte Finger hat mehr oder weniger weh getan. Das ist keine Überraschung. Doch wie sieht es mit dem anderen aus? Wie hat der sich angefühlt? Antworten sie nicht zu schnell. Wenn sie nun behaupten, dass er sich gut angefühlt hat, ist das eine einfache Schlussfolgerung. Hätte er mehr geschmerzt als der gedrückte Finger, wäre es ihnen wohl aufgefallen. Aber wie hat er sich tatsächlich angefühlt? War er warm oder kalt? War er etwas angespannt oder völlig locker? Sie wissen es nicht! Das stört den kleinen Finger nicht. Es wurde ihm vielleicht sogar zum Vorteil, denn mit einer gezielten Aufmerksamkeitslenkung könnten sie ihn veranlasst haben, etwas Falsches zu tun.

Lassen sie uns die Übung etwas verändern, damit sie sehen, worauf ich hinaus will. Lesen sie die Beschreibung der Übung durch und führen sie diese ganz exakt nach Anweisung durch. Diesmal brauchen sie keine anschließende Frage zu beantworten. Sie dürfen die entscheidende Frage schon während der Übung stellen und sie unmittelbar beantworten.

Übung

Setzen sie sich bequem hin und atmen sie einige Male tief durch. Lassen sie Ruhe einkehren und entspannen sie sich mit einigen weiteren Atemzügen. Nun greifen sie mit Daumen und Zeigefinger der rechten Hand den kleinen Finger der linken Hand und drücken sie zu. Drücken sie so fest, dass es etwas weh tut, aber auszuhalten ist. Halten sie den Finger gedrückt und schätzen sie ein, wie er sich anfühlt. Er tut weh? Gut! So halten bitte. Jetzt achten sie auf den anderen kleinen Finger. Nur auf den anderen kleinen Finger. Achten sie ungefähr 10 Sekunden lang auf den anderen kleinen Finger, auf dem kein Druck lastet, und lassen sie dieses Gefühl wirken. Dann lenken sie ihre Aufmerksamkeit wieder auf den gedrückten Finger. Wie fühlt er sich nun an?

Haben sie es bemerkt? Vielleicht ist es auch an ihnen vorbei gerauscht. Dann machen sie es noch einmal. Nachdem sie sich 10 Sekunden auf den entspannten Finger konzentriert haben, hat ihr Druck auf den anderen nachgelassen. Probieren sie es gerne noch einmal. Konzentrieren sie sich auf den gedrückten Finger, so drücken sie ziemlich fest. Lenken sie die Aufmerksamkeit auf den anderen entspannten, so lassen sie unbemerkt etwas los. Sie neigen dazu, Harmonie herzustellen, obwohl sie etwas anderes vorhatten. Warum ist das so? Weil sie nicht darüber nachgedacht haben. Mit der Lenkung der Aufmerksamkeit auf den entspannten Finger, hat ihr reines Bewusstsein die Harmonisierung angestoßen, die von ihm ausgeht. Sicherlich hatten sie schon einmal irgendwo am Körper Schmerzen. Stellen sie sich beispielsweise einmal vor, sie hätten sich in den Daumen geschnitten und dieser täte jetzt weh. Wenn wir den Schmerz spüren, denken wir daran, wie weht es doch tut. Wir denken einfach nicht daran, dass der andere Daumen und andere Körperteile sich in dem gleichen Moment gut anfühlen. Würden wir es tun, so könnte unser Bewusstsein, das reine Bewusstsein ohne Gedanken und Gefühle, den Schmerz lindern. Eigentlich kennen wir das alle aus dem Alltag. Manchmal spüren wir dann die Schmerzen des Daumens überhaupt nicht, weil wir mit etwas anderem beschäftigt sind. Dann allerdings kommt der Schmerz oft brutal zurück und zeigt uns am Abend, dass wir den Daumen hätten schonen sollen. Zwar haben wir nichts gespürt, weil die Gesellschaft, die wir hatten so lustig war oder unsere Konzentration auf irgendetwas gelenkt war, das für uns große Bedeutung hat, dennoch scheint die Dysbalance weiter angehalten zu haben. Es hat sich keine anhaltende Harmonie hergestellt. Warum nicht? Weil wir nicht wirklich im Kontakt mit dem reinen Bewusstsein waren. Weil wir seine Energie nicht haben wirken lassen. Sie ist da aber sie ist ungeformt. Sie kann sich heilend auswirken, sie muss aber zugänglich gemacht werden. Wenn wir uns selbst oder andere mit Quantenenergie heilen wollen, müssen wir sensibel werden für Ungleichgewichte. Wir müssen in der Lage sein, immer wieder und ohne großen Aufwand zu spüren, dass ein Finger schmerzt und der andere nicht. Wir müssen in der Lage sein, beide gleichzeitig wahrzunehmen. Meist wissen wir nur, dass einer weh tut und einer nicht.

4.2 Reine Bewusstheit - Segen und Fluch

Reine Bewusstheit, die auch reines Gewahrsein genannt wird, ist der allseits gepriesene Zustand, der Heilung ermöglicht, ohne Weiteres zu tun. Was in dieser Einfachheit zum Segen wird, könnte schnell zum Fluch der energetischen Heilung werden, wenn nämlich der Zustand des reinen Bewusstseins sehr schwer zu erreichen wäre. Wir hätten nur einen bescheidenen Vorteil von einem Zustand, der Unmögliches möglich macht, doch selbst kaum erreicht werden kann. Nun gibt es für diesen Bewusstseinszustand, der oft mit der Gedankenstille oder Gedankenleere in Verbindung gebracht wird, große Fürsprecher und imposante Berichte auf der einen Seite, viele enttäuschte Energiearbeiter auf der anderen. Das Konzept von der reinen Bewusstheit geht davon aus, dass es zwischen zwei menschlichen Gedanken eine kurze Gedankenpause gibt, also eine Phase, in der wir nichts denken. In diesem Moment, der damit unzählige Male jeden Tag vorkommt, befinden wir uns nach Kinslow im Zustand des reinen Gewahrseins. In genau diesen Augenblicken kann die ursprüngliche Energie ungehindert durch die Aura fließen, da sie für keinen Vorgang der Transformation oder des Transportes von Impulsen benötigt wird. Bedauerlicherweise sind diese Phasen derart kurz, dass sie im Alltag nicht zur nachhaltigen Reinigung der Aura oder zur Heilung von Krankheiten führen.

Wenn wir davon ausgehen, dass es die Zeitspannen der Gedankenstille sind, die unsere ursprüngliche Energie freilassen, dann liegt es nahe, daran zu arbeiten, genau diese Zeiträume auszudehnen und mit Training zu verlängern. Häufig wird genau das vorgeschlagen und inzwischen gibt es unzählige Berichte im Internet von Trainingserfolgen und meditativen Zuständen, in denen über mehrere Stunden nichts gedacht wurde. Auf die Gefahr hin, dass eingefleischte Anhänger des Quantenheilens dieses Buch nun weglegen werden, melde ich hier deutliche Skepsis an. Dabei möchte ich nicht im Grundsatz abstreiten, dass eine Dehnung der Gedankenstille möglich wäre. Allerdings gebe ich zu bedenken, dass die Gedankenstille höchst unpraktikabel ist, aber - und das ist mehr als eine Notlösung - sie ist auch nicht wirklich notwendig, um die Energie des Aurazentrums ungehindert wirken und die Aura heilend reinigen zu lassen.

Wir können Gedankenstille nicht bewusst erleben. Das Nichtdenken können wir nicht feststellen, denn hierzu wäre ein Gedanke erforderlich. Wir können nicht plötzlich denken: „Oh, wie schön, ich denke gerade nichts". Das wäre schon ein Gedanke, der die Gedankenstille beendet hätte. Jede Bewusstwerdung einer Gedankenstille beendet diese sofort. Wir könnten also versuchen, möglichst lange nichts zu denken und könnten dann messen, wie viel Zeit vergangen ist bis dieser Gedanke aufkommt. Wie aber sollen wir Kontrolle darüber halten? Wie können wir steuern, wann oder ob wir überhaupt aus diesem Zustand zurückkommen? Wie könnten wir während einer Behandlung spüren, wann diese zu Ende ist? Wir könnten darauf vertrauen, dass unsere Gedanken genau dann einsetzen, wenn das Notwendige getan ist. Oder wir könnten unterstellen, dass es genügt, ganz kurz in den Zustand des reinen Gewahrseins zu kommen und genau in diesem Moment einen Heilungsimpuls zu setzen. Diese beiden und viele weitere Varianten werden von verschiedenen Vertretern des energetischen Heilens vorgeschlagen. Ich möchte einen anderen Weg gehen. Wer mich kennt oder meine Bücher gelesen hat, ob zur Quantenheilung oder Hypnose, weiß, dass ich immer praktikable Wege suche. Therapie sollte nicht kompliziert sein, alternative Heilungsmethoden sollten nicht den besonders Talentierten oder Geübten vorbehalten sein. Heilung mit Quantenenergie ist sicherlich viel leichter zu gestalten als über Phasen der vollkommenen Gedankenstille. Wenn wir uns klar machen, worum es bei dem Nichtdenken eigentlich geht und warum es überhaupt wirksam sein kann, finden wir schnell einen anderen Weg.

4.3 Einen Schritt zurück bitte - Worum geht es eigentlich?

Erinnern wir uns noch einmal an das Auramodell. Aktive Gedanken finden dort in der Verstand-Aura statt. Nicht nachdenken bedeutet also ein Ruhen der Verstand-Aura. Das ist leichter zu erreichen als Gedankenstille. Hierzu müssen wir uns klar machen, was das Nichtdenken im Sinne einer ruhenden Verstand-Aura eigentlich bedeutet. Und noch einen Schritt vorher fragen wir uns, welche Formen des Denkens es überhaupt gibt. Bei meiner Auseinandersetzung mit Quantenheilung ist mir aufgefallen, dass meistens pauschal von Gedanken gesprochen wird und nicht wirklich erklärt wird, was damit gemeint ist. Ich will es etwas ausführlicher machen und zwei grundlegende Formen von Gedanken unterscheiden. Mit einem Blick in die Kognitionspsychologie entdecken wir schnell die noch größere Diffusität und Vielfalt des Begriffs, doch darauf kommt es mir nicht an. Auch ich vereinfache also, indem ich darauf hinweise, dass mit Gedanken einerseits häufig der Vorgang des Denkens gemeint wird, also logische Operationen, bei denen Inhalte miteinander verknüpft werden, Schlussfolgerungen gezogen oder Pläne abgeleitet werden. Andererseits gibt es Gedanken als Repräsentation von Strukturen, Mustern oder Bildern, also das Denken an etwas. Etwas einfacher ausgedrückt: Wir können *über etwas nachdenken* oder *an etwas denken*. Beides ist sehr unterschiedlich.

Denken wir an etwas, so erinnern wir uns an Bilder oder Emotionen, wir handeln nicht. Denken wir über etwas nach, so ziehen wir innerlich Schlussfolgerungen, leiten gedankliche oder für späteres äußeres Verhalten benötigte Handlungspläne ab. Genau das bindet Energie, genau das führt zu Umbauprozessen in der somatischen Aura. Da unsere Bewertungen beim Nachdenken nicht frei sind vom Einfluss anderer Menschen, nach denen wir uns richten, könnte schon beim Nachdenken ein Energieüberschuss entstehen, weil eine Emotion in Form eines Körpergefühls von uns ersetzt wird durch eine andere, was an anderer Stelle der Aura zum Energiedefizit führt. Das bloße Denken an etwas, das Visualisieren einer Erinnerung oder einer Fantasie, führt nicht zu dieser Konsequenz. Wir erleben sicherlich Stimmungen, das ist jedoch unschädlich. Jede Stimmung lädt unsere somatische Aura auf, doch wird durch das bewusste Fühlen auch wieder abgeleitet in die Außenaura bzw. durch die ursprüngliche Energie aufgelöst. Das gilt natürlich nur, solange es um Visualisierung geht, ohne ins Nachdenken zu kommen.

Daraus folgt, dass es genügt, das Nachdenken zu unterlassen, nicht aber das Denken überhaupt. Da es nur sehr schwer möglich und wie bereits beschrieben, kaum praxistauglich ist, gar nichts zu denken, sorgen wir also einfach dafür, nicht planend zu denken, also nicht über etwas nachzudenken. Bezogen auf die Heilung folgern wir daraus, dass es notwendig ist, das Nachdenken über Auswege aus der Krankheit zu unterlassen, ebenso das ständige Überlegen und Grübeln, wie der Verlauf der Krankheit oder des Zustandes weiter gehen wird, welche Nachteile uns dadurch möglicherweise entstehen oder wie wir trotz Krankheit handlungsfähig bleiben. Ziehen sie hieraus bitte nicht den Schluss, dass keine geplante Behandlung Sinn macht. Das tun sicherlich viele Therapien. Ich befürworte ausdrücklich die konventionellen Behandlungen und die Ergänzung durch Quantenheilung. Ausschließliche Arbeit mit Quantenenergie ist natürlich grundsätzlich möglich, doch müssten wir sicherstellen, dass jeder Klient oder wir selbst als Betroffene in ausreichendem Maße und über lange Zeit hinweg im Zustand des reinen Bewusstseins bleiben, ohne von der Verstand-Aura abgelenkt zu werden. Das ist aber im Einzelfall nicht wirklich sicherzustellen. Ziehen wir also besser den Schluss, dass wir allen Klienten die konventionellen Behandlungen eines Arztes oder Heilpraktikers raten und ihm Quantenheilung als ergänzendes Angebot vorschlagen. In vielen Fällen haben kurze Zeiten der Quantenheilung erheblich oder auch entscheidend zur Heilung beigetragen, sicherlich auch häufig alleine. Doch liegt es mir fern, sie als Allheilmittel oder Wundermittel anzupreisen. Das ist sie nicht. Quantenheilung ist mächtig - Sie ist aber nicht alles!

4.4 Reine Bewusstheit für Praktiker

Was können wir nun tun, um die reine Bewusstheit zu erreichen oder anders ausgedrückt: Wie können wir die ursprüngliche Energie des Aurazentrums ungehindert durch die Aura fließen lassen und damit alle Energieschieflagen im Organismus ausgleichen? Ich schlage ihnen zwei mögliche Wege vor, die ich in meiner Methode der Quantenheilung sogar miteinander verbinde.

Die erste Möglichkeit besteht darin, dass wir uns ganz auf unser Körpergefühl konzentrieren und versuchen, unseren Körper so intensiv wie möglich zu spüren. Eine einfache Grundregel besagt, dass Denken und Fühlen nicht gleichzeitig möglich ist. Hierbei ist das Nachdenken über etwas gemeint.

Übung

Setzen sie sich ganz bequem auf einen Stuhl oder legen sie sich bequem hin. Schließen sie die Augen und atmen sie einige Male ein und aus. Nun legen sie ihre linke Hand auf ihren Bauch, besser noch auf ihren Solarplexus und gehen sie ganz in das Gefühl, das sie dort verspüren. Konzentrieren sie sich ganz auf die Wärme, die sie an der Kontaktstelle zwischen Handfläche und Bauch fühlen. Steuern sie ihre gesamte Aufmerksamkeit und Achtsamkeit dorthin. Halten sie die Aufmerksamkeit eine gefühlte Minute und beenden sie die Übung dann. Wiederholen sie die Übung und dehnen sie den Zeitraum aus.

Wie fühlt sich der Kontakt an? Bleibt das Wärmempfinden gleich oder verändert es sich? Fühlen sie die Hand deutlicher oder die Oberfläche des Bauches? Wir können nicht gleichzeitig unsere linke Hand ganz intensiv spüren und genau fühlen, wie sie sich anfühlt und dabei nachdenken. Sobald wir aktiv nachdenken, verlieren wir das Gefühl, zumindest kurz. Wenn wir uns wirklich ganz auf die Empfindung des Körperteils konzentrieren und mit all unserer Aufmerksamkeit und Achtsamkeit in das Gefühl gehen, können wir nicht nachdenken. Dann sind wir im Zustand der reinen Bewusstheit. Das ist viel einfacher als nichts denken und nichts fühlen gleichzeitig.

Die zweite Möglichkeit besteht in einem intensiven Visualisieren. Das ist zwar Denken, jedoch kein Nachdenken. Das planende Denken, also das Nachdenken, findet nur in der Verstand-Aura statt und damit im Bewusstsein. Visualisierungen, genauer gesagt die bildhafte Repräsentation eines Gegenstandes oder eines Impulses findet in allen Auraschichten statt. Sie stört den Energiefluss nicht, weil sie nicht zu Umbauprozessen führt. Visualisieren wir ein neutrales Bild, beispielsweise eine Lichtquelle und lassen die Visualisierung so deutlich wie möglich werden, so ist das Nachdenken ebenfalls nicht mehr möglich.

Übung

Setzen sie sich bequem hin und schließen sie die Augen. Visualisieren sie ein weißes, leuchtendes Kissen, das unter ihren Füßen liegt. Lassen sie es immer intensiver leuchten und gehen sie ganz in die Vorstellung, das weiße Licht, das von diesem Kissen ausstrahlt, würde wie eine Flüssigkeit durch ihren Körper nach oben fließen und ihn dabei zum Leuchten bringen. Beginnen sie mit dieser Vorstellung bei den Füßen und lassen sie das Licht dann langsam durch ihre Beine nach oben fließen bis in ihren Oberkörper, bis in die Schultern und in die Arme und schließlich bis in den Kopf.

Natürlich kommt es gerade am Anfang noch zum Springen zwischen Visualisierung und Nachdenken - Das ist Übungssache! Mit der Zeit lernen wir zu visualisieren ohne nachzudenken.

5   Die Synchronisation

5.1 Was Synchronisation bewirkt

Synchronisation bedeutet Angleichung. Bezogen auf unseren Organismus bedeutet es, in einen Zustand frei fließender Energie zu kommen und damit Energieungleichgewichte aufzulösen. Eine synchronisierte Aura strahlt ihre Energie gleichmäßig nach allen Seiten wie eine Sonne. Im Zustand der reinen Bewusstheit, also bei ruhender Verstand-Aura und gleichzeitiger Aufmerksamkeit auf das Körpergefühl, eventuell in Verbindung mit einer Visualisierung, kommt es auf natürlichem Wege zu dieser Synchronisation. Künstlich kann sie auch nicht hergestellt werden, sondern immer nur auf diesem Wege, der jedoch gezielt hergestellt werden kann. Wir haben ausführlich besprochen, wie der Vorgang funktioniert und wozu er notwendig ist - nämlich zur Heilung.

Ich möchte ihnen nun eine ganze Reihe von Möglichkeiten aufzeigen, diese Synchronisation mit Hilfe einfacher Übungen zu erreichen. Bedenken sie dabei bitte, dass es sich immer um einen zeitlich befristeten Zustand handelt. Bei der Arbeit mit Quantenenergie in der Therapie ist es notwendig, dass der Therapeut synchronisiert behandelt. Er muss also mit Hilfe seiner Techniken in einen energetischen Zustand kommen, der die ursprüngliche Energie frei und ungehindert fließen lässt. Hierzu muss er nicht gesund sein oder frei von starren Glaubenssätzen. Er muss seine Verstand-Aura ausschalten. Das gelingt mit Hilfe der Synchronisationstechniken und mit Hilfe der Behandlungstechniken, die immer auch ein Weg der Selbstsynchronisation und Selbstbehandlung sind. Eigene Befangenheiten oder Krankheiten stören nur dann, wenn der Therapeut sich mit ihnen beschäftigt. Es ist jedoch sehr leicht trainierbar, gerade das nicht zu tun und für die Dauer einer Behandlung, die vielleicht 20 bis 30 Minuten dauert, einmal nicht nachzudenken.

5.3 Meine Techniken zur Synchronisation

Synchronisation bedeutet, als Therapeut zunächst einmal den eigenen Energiefluss in einen harmonischen Zustand zu bringen. Wir müssen also zusehen, dass wir den Zustand des reinen Bewusstseins erreichen, was bedeutet, dass wir unsere zielgerichteten Gedanken loslassen. Natürlich befinden wir uns nicht dauerhaft in einem Zustand ungehindert fließender Energie. Möglicherweise erreichen wir ihn häufig, doch stören natürlich Überlegungen, Pläne und Handlungen immer wieder. Das ist nicht schlimm, es ist natürlich. Indem wir wieder loslassen, kommen wir wieder zurück in diesen Zustand. Mit Hilfe von Synchronisationsübungen lernen wir, ganz in die Wahrnehmung unseres Körpers zu gehen. Je intensiver wir in das Gefühl gehen, desto weniger können wir störenden Gedanken nachgehen. Das reine Fühlen ist also der Ausweg aus der Anforderung der meditativen Gedankenstille. Wir „justieren" mit Synchronisationsübungen unseren Organismus und unsere Wahrnehmung für vollkommenes Fühlen im Kontakt mit dem Klienten. Daher beginnen wir jede Behandlung mit einer Synchronisation, mit etwas Übung genügt dann eine Übung am Morgen, vor der ersten Behandlung. Die Harmonisierung des eigenen Organismus ist mehr als ein Ritual oder ein Hilfsmittel, um besser eingestellt zu sein auf die Arbeit. Synchronisationsübungen sind Heilungstechniken. Mit ihrer Hilfe, bringen wir uns selbst in einen Zustand, in dem die Quantenenergie ihre Wirkung entfalten kann. Das ist bereits der Weg der Heilung. Gleichzeitig ist es ein Weg der Vorbeugung. Je häufiger wir uns in einen solchen Zustand hinein bewegen, umso eher bleiben wir gesund. Machen sie daher jeden Tag mindestens einmal eine intensive Übung zur Synchronisation. Regelmäßige Synchronisation hilft dem Therapeuten, schneller und nachhaltiger in diesen Zustand zu kommen, dabei profitiert er immer auch selbst von der Heilkraft seiner Aura. Im Kontakt mit Klienten gelingt es ihm dann immer leichter, frei zu sein von Erfolgsdruck oder Zielsetzungen.

Einfache Synchronisation

Wahrscheinlich kennen sie bereits einige Möglichkeiten der Synchronisation. Wenn die Arbeit mit Quantenenergie für sie jedoch neu sein sollte, hören sie möglicherweise auch zum ersten Mal davon. Ich beschreibe ihnen vorsichtshalber eine einfache Möglichkeit der Harmonisierung oder Synchronisation, beides ist ein und dasselbe, die wir dann anschließend in gemeinsamen Übungen zur Farbenkranz-Methode erweitern.

Einfache Synchronisation

Setzen sie sich bequem hin und werden sie ruhig. Nun achten sie auf das Gefühl in der rechten Hand.

- Wie fühlt sie sich an?
- Spüren sie ein Kribbeln?
- Ist die Haut gespannt oder relaxt?
- Fühlt sie sich warm an oder kühl?
- Spüren sie vielleicht sogar einen Pulsschlag in der Hand oder den Fingern?

Spüren sie einfach, wie sich die Hand anfühlt. Konzentrieren sie sich einige Minuten lang nur auf diese Hand! Danach machen sie bitte das Gleiche mit ihrer linken Hand. Konzentrieren sie sich ganz auf die linke Hand und nur auf sie. Spüren sie, wie sie sich anfühlt. Machen sie das ebenfalls für einige Minuten. Anschließend lenken sie die Konzentration wieder zur rechten Hand, diesmal etwas kürzer. Und noch einmal zur linken Hand. Konzentrieren sie sich nur auf die linke Hand und spüren sie, wie sie sich anfühlt. Und nun probieren sie bitte, beide Hände gleichzeitig wahrzunehmen. Achten sie auch wieder darauf, wie sich beide anfühlen. Spüren sie die Unterschiede und warten sie ab. Nehmen sie beide Körperteile einfach wahr und fühlen sie, was sie in beiden empfinden. Warten sie bis beide sich gleich anfühlen. Warten sie, bis sich die Gefühle beider Hände aneinander angleichen.

Telefonsynchronisation

Die Telefonsynchronisation können sie als einfache Variante ausprobieren. Für weniger Geübte kann sie sehr hilfreich sein, weil
die Konzentration auf die Hände leichter ist als bei der vorher
beschriebenen Synchronisationsübungen. Diese Übung wird natürlich nicht am Telefon gemacht. Ich nenne sie Telefonsynchronisation, weil der Bewegungsablauf an das Telefonieren erinnert.
Am Anfang kann es durchaus schwierig sein, wirklich die gesamte Aufmerksamkeit und Wahrnehmung zu einer Hand hin zu lenken. Meistens dauert es etwas, bis tatsächlich nur die linke Hand
gespürt wird. Das wird nun leichter. Bei der folgenden Übung
werden sie sehen, dass das Gefühl der eigenen Hand sehr viel
schneller wahrgenommen wird und daher auch die Konzentration
auf diese eine Hand sehr viel intensiver möglich ist.

Telefonsynchronisation 1

Setzen sie sich ganz bequem auf einen Stuhl. Schließen
sie die Augen und atmen sie einige Male ein und aus.
Und nun bewegen sie bitte bei geschlossenen Augen die
linke Hand seitlich neben ihren Kopf, etwa so, wie sie ein
Telefon halten würden. Lassen sie die linke Hand aber
gestreckt. Und nun fühlen sie sich ein. Lenken sie ihre
Aufmerksamkeit auf diese Hand und spüren sie nur ihre
linke Hand. Halten sie die Position so lange, bis sie die
linke Hand ganz intensiv spüren. Bewegen sie nun die linke Hand wieder nach unten und lassen sie diese locker
hängen oder legen sie sie auf ihren Oberschenkel. Wiederholen sie nun diesen Ablauf mit der rechten Hand.
Führen sie diese rechts neben ihren Kopf und warten sie,
bis sie sie ganz intensiv spüren. Lassen sie die Hand dabei
gestreckt. Legen sie auch diese Hand nun auf ihrem Oberschenkel ab. Bewegen sie nun beide Hände noch einmal
neben den Kopf und fühlen sich in beide Hände ein, bis
diese sich gleich anfühlen.

Wahrscheinlich konnten sie nicht nur die Hände sehr leicht spüren, sondern auch die Wärme die von ihnen ausgeht. Dennoch ist es ihnen sicherlich leicht gefallen, die Konzentration auf die Hand zu richten und diese relativ schnell deutlich und intensiv zu spüren. Ich mache diese Übung häufig mit Lernenden, die die Techniken der Quantenheilung ausprobieren möchten. Meistens wird sie als sehr einfach empfunden.

Telefonsynchronisation 2

Setzen sie sich ganz bequem auf einen Stuhl. Schließen sie die Augen und atmen sie einige Male ein und aus. Und nun bewegen sie bitte bei geschlossenen Augen die linke Hand seitlich neben ihren Kopf, etwa so, wie sie ein Telefon halten würden. Lassen sie die linke Hand aber offen. Und nun fühlen sie sich ein. Lenken sie ihre Aufmerksamkeit auf diese Hand und spüren sie nur ihre linke Hand. Halten sie die Position so lange, bis sie die linke Hand ganz intensiv spüren. Bewegen sie nun die linke Hand wieder nach unten und lassen sie diese locker hängen oder legen sie sie auf ihren Oberschenkel. Wiederholen sie nun diesen Ablauf mit der rechten Hand. Führen sie diese rechts neben ihren Kopf und warten sie bis sie sie ganz intensiv spüren. Lassen sie die Hand dabei gestreckt. Legen sie auch diese Hand nun auf ihrem Oberschenkel ab. Bewegen sie nun beide Hände noch einmal neben den Kopf und fühlen sich in beide Hände ein, bis diese sich gleich anfühlen. Sobald sie beide Hände links und rechts von ihrem Kopf halten und diese sich gleich anfühlen, bewegen sie ihre Hände langsam von ihrem Kopf weg. Halten sie die seitliche Position und entfernen sie einfach die Hände immer weiter von ihrem Kopf, als würden sie ein zu laut eingestelltes Telefon auf Distanz bringen. Achten sie darauf, dass sich beide Hände dabei gleich anfühlen. Sobald sie an einen Punkt geraten, an dem das nicht mehr der Fall ist, halten sie bitte die Hände in genau dieser Position und warten sie, bis sie sich wieder aneinander angleichen. Beenden sie die   Übung, wenn ihre Arme vollständig ausgestreckt sind.

Astralhand-Synchronisation

Wir besitzen eine biologische Hülle, die wir Körper nennen. Außerdem haben wir einen energetischen Körper, der sich in unserer biologischen Hülle und drum herum befindet - unsere Aura. Mit ausreichend Übung können wir Teile unserer Aura energetisch so bewegen, dass wir das Gefühl einer tatsächlichen Körperbewegung spüren. Das ist etwa so wie die Vorstellung eines Astralkörpers in unserer biologischen Hülle. Die folgende Übung arbeitet mit diesem Astralkörper.

Astralhandsynchronisation

Setzen sie sich bequem hin und atmen sie einige Male tief durch. Lassen sie Ruhe einkehren und entspannen sie sich mit einigen weiteren Atemzügen. Legen sie nun beide Hände locker auf ihre Oberschenkel. Konzentrieren sie sich auf beide Hände gleichzeitig und spüren sie, wie diese sich anfühlen. Spüren sie auch den Kontakt zum Oberschenkel. Entspannen sie die Muskulatur der Arme mit einigen Atemzügen. Stellen sie sich nun bei geschlossenen Augen vor, dass sie beide Hände anheben und aufeinander zu bewegen bis sich beide Handflächen berühren. Lassen sie die Hände dabei auf den Oberschenkeln liegen. Stellen sie es sich nur vor. Gehen sie ganz langsam dabei vor. Warten sie auf das Gefühl, dass beide Handflächen einander berühren. Bewegen sie also ihre Astralhände aufeinander zu, bis sie sich treffen.

Meistens ist die Bewegung der beiden Astralhände viel schwieriger zu spüren als der Punkt, an dem sie sich treffen. Verzweifeln sie nicht, wenn es ihnen nicht gleich gelingen sollte. Wahrscheinlich haben sie bereits die Erfahrung gemacht, dass die meisten Übungen zur Quantenenergie doch recht gut zu trainieren sind.

Vierpunkt-Synchronisation

Bisher ging es immer darum, zwei Körperteile oder zwei Stellen am Körper wahrzunehmen, beziehungsweise diese ganz intensiv zu spüren. Mit etwas Übung geht das ziemlich schnell. Natürlich kann diese Wahrnehmung auch erweitert werden. Wir können uns beispielsweise auf drei oder vier Körperteile gleichzeitig konzentrieren. Auch das führt zu einer Synchronisation. Wenn wir schließlich den ganzen Körper wahrnehmen können, stoßen wir Synchronisation an allen Stellen unseres Körpers gleichzeitig an. Zusätzlich ist es dabei so, dass wir das Energieniveau unseres Organismus erhöhen. Wenn sie etwas Übung damit haben, werden sie spüren, was ich meine. Üben sie nun die Vierpunkt-Synchronisation. Diese erweiterte Form der Synchronisation ist nicht besser als die bisherige. Sie arbeiten damit aber auf die Ganzkörpersynchronisation hin, die intensiver und schneller wirkt als die bisherigen Übungen und außerdem zu einer höheren Grundenergie des Körpers führt.

Vierpunktsynchronisation

Legen sie sich bequem hin und atmen sie einige Male tief durch. Lassen sie Ruhe einkehren und entspannen sie sich mit einigen weiteren Atemzügen. Legen sie die Hände rechts und links neben ihren Körper. Nun spüren sie ihre linke Hand, so wie sie es von ihren Synchronisationsübungen her gewöhnt sind. Nehmen sie nun in einem nächsten Schritt den linken Fuß hinzu. Spüren sie die linke Hand und den linken Fuß gleichzeitig. Warten sie jeweils ab, bis sie diese Körperteile deutlich spüren. Achten sie nicht auf die Zeit. Nun wechseln sie die Seite. Spüren sie zunächst nur die rechte Hand, bis sie sich vollständig ihrer bewusst sind. Nehmen sie dann den rechten Fuß hinzu. Spüren sie die rechte Hand und den rechten Fuß. Halten sie jeweils ihre Aufmerksamkeit so lange auf den Körperteilen bis sie diese ganz deutlich spüren. Und nun konzentrieren sie sich gleichzeitig auf beide Hände und beide Füße. Lassen sie alle vier Körperteile gleich intensiv werden. Spüren sie diese immer deutlicher! Sobald sich überall das gleiche Gefühl einstellt, beenden sie die Übung.

Ganzkörper-Synchronisation

Wir gehen nun einen Schritt weiter und beschäftigen uns mit der Ganzkörpersynchronisation. Wie der Name sagt, geht es darum, den ganzen Körper gleichzeitig zu spüren, an jeder Stelle gleich intensiv.

Ganzkörpersynchronisation

Legen sie sich bequem hin und atmen sie einige Male tief durch. Lassen sie Ruhe einkehren und entspannen sie sich mit einigen weiteren Atemzügen. Legen sie die Hände rechts und links neben ihren Körper. Nun spüren sie ihre linke Hand, so wie sie es von ihren Synchronisationsübungen her gewöhnt sind. Nehmen sie nun in einem nächsten Schritt den linken Fuß hinzu. Spüren sie die linke Hand und den linken Fuß gleichzeitig. Warten sie jeweils ab, bis sie diese Körperteile deutlich spüren. Achten sie nicht auf die Zeit. Nun wechseln sie die Seite. Spüren sie zunächst nur die rechte Hand, bis sie sich vollständig ihrer bewusst sind. Nehmen sie dann den rechten Fuß hinzu. Spüren sie beide. Halten sie jeweils ihre Aufmerksamkeit so lange auf den Körperteilen bis sie diese ganz deutlich spüren. Und nun konzentrieren sie sich gleichzeitig auf beide Hände und beide Füße. Lassen sie alle vier Körperteile gleich intensiv werden. Spüren sie diese immer deutlicher! Halten sie ihre Konzentration auf den Händen und Füßen und nehmen sie nun die Rückseite ihres Körpers wahr. Versuchen sie einfach, die Unterlage, auf der sie liegen, ganz deutlich zu spüren. Gerne können sie Schritt für Schritt vorgehen und zunächst den Kontakt des Kopfes zu Unterlage hinzunehmen, danach den Rücken und das Gesäß und dann die Beine. Lassen sie diese Wahrnehmung immer bewusster und immer deutlicher werden. Spüren sie die Hände, die Füße und den gesamten Kontakt ihres Körpers zu Unterlage. Nehmen sie nun die Vorderseite ihres Körpers hinzu, also ihr Gesicht ihrer Brust, ihren Bauch, die Beine. Spüren sie die gesamte Haut ihres Körpers. Gehen sie immer tiefer in dieses Gefühl. Spüren sie jeden Quadratzentimeter ihres Körpers! Beenden sie den Kontakt erst, wenn sie sich sicher sind, den ganzen Körper zu spüren!

Farbenkranz-Synchronisation

Bei einer gelungenen Synchronisation kommt es vor allen Dingen darauf an, dass wir keine gerichteten Gedanken mehr haben. Ganz im Gefühl zu sein, bedeutet dann gleichzeitig, die ursprüngliche Energie fließen zu lassen und dies körperlich zu spüren. Als Gefühl sich angleichender Hände kommt dies zum Ausdruck. Seit Jahren arbeite ich an der Verbesserung und Erleichterung der Techniken, die uns dabei helfen, Quantenheilung zu ermöglichen. Dabei bin ich vor einiger Zeit schon auf die Möglichkeit einer zusätzlichen Visualisierung gestoßen. Es erfordert einiges an Übung, ganz in das Gefühl beider Hände zu gehen und gleichzeitig noch eine Farbe zu visualisieren. Doch wenn es gelingt, ist die Wirkung umso intensiver.

Einfache Farbenkranzsynchronisation

Setzen sie sich bequem hin und werden sie ruhig. Nun achten sie auf das Gefühl in der rechten Hand. Spüren sie einfach, wie sich die Hand anfühlt. Konzentrieren sie sich einige Minuten lang nur auf diese Hand! Danach machen sie bitte das Gleiche mit ihrer linken Hand. Konzentrieren sie sich ganz auf die linke Hand und nur auf sie. Spüren sie, wie sie sich anfühlt. Machen sie das ebenfalls für einige Minuten. Anschließend lenken sie die Konzentration wieder zur rechten Hand, diesmal stellen sie sich bitte vor, sie wäre von einer roten Lichtkugel eingehüllt. Und noch einmal zur linken Hand, auch wieder für einige Minuten. Nur auf die linke konzentrieren! Stellen sie sich vor, sie wäre in eine rote Lichtkugel eingehüllt. Und nun probieren sie bitte, beide gleichzeitig wahrzunehmen. Achten sie auch wieder darauf, wie sich beide anfühlen. Spüren sie die Unterschiede und warten sie ab. Nehmen sie beiden Körperteile wahr und stellen sie sich vor, wie ein Lichtbogen von einer zur anderen Hand führt und beide miteinander verbindet. Warten sie ab, bis sich beide Hände gleich anfühlen und achten sie darauf, dass sie den Lichtbogen visualisieren.

Das ist nun wirklich nicht einfach. Es ist aber wichtig, die Visualisierung der Lichtkugeln und des Lichtbogens festzuhalten oder immer wieder herzustellen, falls sie einmal abgelenkt werden oder die Konzentration nicht halten können. Gehen wir nun einen Schritt weiter. Hierzu ergänzen wir die Astralhand-Synchronisation, indem wir die Visualisierung einer farbigen Lichtkugel hinzunehmen. Sie können also einfach ihre eigene Lieblingsfarbe benutzen. Je angenehmer ihnen selbst die Vorstellung dieser Farbe ist, umso einfacher ist es, sich darauf einzulassen und in eine innere Harmonie zu gelangen. Machen sie nun die folgende Übung. Wiederholen sie diese regelmäßig. Sie ist gleichzeitig Synchronisation und Behandlungstraining.

Astralhand-Farbenkranzsynchronisation

Setzen sie sich bequem hin und atmen sie einige Male tief durch. Lassen sie Ruhe einkehren und entspannen sie sich mit einigen weiteren Atemzügen. Legen sie nun beide Hände locker auf ihre Oberschenkel. Konzentrieren sie sich auf beide Hände gleichzeitig und spüren sie, wie diese sich anfühlen. Spüren sie auch den Kontakt zum Oberschenkel. Entspannen sie die Muskulatur der Arme mit einigen Atemzügen. Stellen sie sich nun bei geschlossenen Augen vor, dass sie beide Hände anheben und aufeinander zu bewegen, bis sich beide Handflächen berühren. Lassen sie die Hände dabei auf den Oberschenkeln liegen. Stellen sie es sich nur vor. Gehen sie ganz langsam dabei vor. Warten sie auf das Gefühl, dass beide Handflächen einander berühren. Bewegen sie also ihre Astralhände aufeinander zu, bis sie sich treffen. Sobald sie das deutliche Gefühl haben, dass beide Handflächen einander berühren, stellen sie sich vor, dass eine farbige Lichtkugel beide Hände umgibt. Versuchen sie nun, beide Gefühle so intensiv wie möglich wahrzunehmen: die Berührung beider Hände und das Bild der farbigen Lichtkugel. Konzentrieren sie sich etwa eine Minute darauf. Hierzu benötigen sie keine Uhr. Nehmen sie einfach eine gefühlte Minute. Das genügt ganz sicher. Beenden sie dann die Übung.

Lichtkugelsynchronisation

Mit dieser Synchronisationsübung gehen wir einen Schritt weiter und nutzen die Visualisierungstechnik noch intensiver. Machen sie diese Synchronisation als Einstieg in die später geschilderte Farbenkranzbehandlung.

Lichtkugelsynchronisation

Stellen sie sich mit geschlossenen Augen mitten in den Raum. Atmen sie mehrmals ruhig und lange ein und aus. Stellen sie sich nun vor, dass sie auf einem kleinen weißen Teppich oder auf einem Kissen stehen, das weiß leuchtet. Visualisieren sie das Leuchten unter ihren Füßen mit geschlossenen Augen. Stellen sie sich nun vor, dass das Licht langsam durch ihren Körper kriecht, von den Füßen bis zum Oberkörper und schließlich zum Kopf. Bis schließlich ihr ganzer Körper erleuchtet ist. Achten sie darauf, dass die Visualisierung sehr intensiv bleibt. Dehnen sie nun langsam das Licht aus bis sie in einer Kugel aus weißem Licht stehen. Halten sie dieses Bild so intensiv wie möglich.

Wenn sie bei der Vorstellung einer Lichtkugel angekommen sind, die sie völlig umgibt wie eine riesige Blase, so beginnen sie mit der einfachen Synchronisation beider Hände. Halten sie die Visualisierung der Lichtkugel dabei aufrecht.

Vielleicht fragen sie sich nun, ob das noch Arbeit mit Quantenenergie ist. Ja, das ist es! Ich benutze hier eine Technik aus der medialen Arbeit. Die vorgestellte Lichtmeditation ist eine Variante des *Sitting in the Power*. Das soll hier nicht weiter vertieft werden. Entscheidend ist, dass diese Visualisierung die zielgerichteten Gedanken, die sich mit Therapiewirkung oder Veränderungswünschen beschäftigen, abschaltet. Sie werden merken, dass die Visualisierung wieder einmal eine kleine Herausforderung darstellt und wie sehr sie die Konzentration beansprucht. Genau das ist gewollt. Wenn sie dann noch in der Lage sind, eine einfache Synchronisation der Hände vorzunehmen, werden sie von der wohltuenden Wirkung und von den therapeutischen Möglichkeiten begeistert sein. Mit diesen Techniken gehe ich natürlich weit über die Einfachheit der Grundlagentechniken hinaus. Auch hier möchte ich darauf hinweisen, dass das nicht unbedingt erforderlich ist. Auch die einfachsten Verfahrensweisen bringen Erfolge.

Lichtkugelsynchronisation - Variante

Setzen sie sich hin, legen sie die Hände auf die Oberschenkel und drehen sie die Handflächen nach oben. Folgen sie dem Weg ihres Atems. Atmen sie bewusst ein und aus und denken sie beim Ausatmen das Wort „Ruhe". Machen sie das etwa 10 mal. Und nun stellen sie sich vor, dass sich mitten in ihrem Körper eine kleine Kugel aus Licht befindet. Stellen sie sich dieses Bild vor ihrem inneren Auge so deutlich vor, wie es nur geht. Bleiben sie bei dieser Vorstellung und lassen sie dann die Kugel aus Licht größer werden. Visualisieren sie eine Kugel aus Licht, die sich ausdehnt, soweit, dass sie aus ihrem Körper heraustritt und sie vollständig einhüllt. Lassen sie dieses Bild, wie sie selbst in einer Kugel aus Licht sitzen, so intensiv wie möglich werden und halten sie es. Nach einigen Minuten öffnen sie einfach die Augen und beenden die Übung.

Eine Visualisierungsübung der Lichtmeditation hat einen ähnlichen Effekt wie die Zweipunktsynchronisation, wobei wir hierbei mit einem inneren Bild arbeiten, auf das wir unsere gesamte Aufmerksamkeit richten, um damit die Gedanken abzuschalten. Es erfordert etwas Konzentration und natürlich Übung, um wirklich das Bild der Lichtkugel zu halten. Versuchen sie es trotzdem und dehnen sie diese Übung schrittweise aus. Sie können gerne Musik laufen lassen während sie ihre Übung machen. Wählen sie ruhige Trancemusik und stellen sie den CD-Spieler so ein, dass die Musik nach fünf Minuten zu Ende ist. Das genügt am Anfang, mit der Zeit können sie diese Übung ausdehnen bis zu einer Dauer von etwa 20 Minuten. Das ist keine notwendige Grenze, selbstverständlich können sie die Übung auch länger machen. Die direkte Arbeit mit Quantenenergie im Umgang mit ihren Klienten dauert jedoch in der Regel nicht länger als 20 Minuten. Nun wollen wir einen Schritt weitergehen. Fügen sie einfach beide Übungen, die Zweipunkt-Synchronisation und die Lichtkugel zusammen. So entsteht eine Dreipunktsynchronisation.

Dreipunkt-Lichtkugelsynchronisation

Setzen sie sich hin, legen sie die Hände auf die Oberschenkel und drehen sie die Handflächen nach oben. Setzen sie sich bequem hin und legen sie ihre Hände auf die Oberschenkel. Drehen sie die Handflächen nach oben. Schließen sie die Augen und folgen sie dem Gefühl ihres Atems. Denken sie immer beim Ausatmen mehrmals das Wort Ruhe. Lassen sie die Augen geschlossen und konzentrieren sie sich nun auf die linke Hand. Halten sie die Konzentration dort, bis sie die linke Hand ganz deutlich spüren können. Wechseln sie nun die Seite und konzentrieren sie sich auf die rechte Hand, bis auch diese ganz deutlich zu spüren ist. Nun versuchen sie, beide Hände gleichzeitig zu spüren. Konzentrieren sie sich darauf, beide Hände auch wirklich gleich intensiv wahrzunehmen. Spüren sie dabei die Unterschiede in ihnen. sie fühlen sich unterschiedlich an. Bleiben sie mit einem Teil ihrer Aufmerksamkeit bei den Händen. Spüren sie weiter die Unterschiede und die Veränderung. Visualisieren sie gleichzeitig die Kugel aus Licht, die sich in ihrem Körper befindet und dann ausdehnt. Lassen sie die Kugel so groß werden, dass sie ihren ganzen Körper einhüllt. Achten sie darauf, dass die Visualisierung so deutlich wie möglich wird und dass sie ganz in dieser bildhaften Vorstellung bleiben. Gleichzeitig müssen sie ihre Hände spüren. Beenden sie die Übung erst dann, wenn sie vollkommen von der Lichtkugel eingehüllt sind und beide Hände sich gleich anfühlen.

6 Die praktische Arbeit mit Klienten

6.1 Der Ablauf der Sitzung

Nun wollen wir auf den Aufbau der einzelnen Sitzungen blicken, damit sie in ihrer Praxis auch entsprechend planen können. Wenn sie ohnehin schon lange mit Klienten arbeiten, werden sie vielleicht schon wissen, wie sie ihre Sitzungen gestalten. Vielleicht finden sie ja in diesem Fall dennoch einige Hinweise oder Anregungen. Alle, die bisher noch nicht mit Klienten arbeiten, sollen es so einfach wie möglich haben. Daher beschränke ich mich auf das, was wirklich notwendig ist. Und das ist wirklich nicht viel. Ich empfehle ihnen folgende Schritte für jede Sitzung, in der sie mit Quantenenergie arbeiten.

1. Eigene Synchronisationsübung
2. Vorgespräch
3. Eigene Kurzsynchronisation
4. Zielformulierung für die Behandlung
5. Anwendung der Behandlungstechnik
6. Abschluss der Sitzung

Sie sollten vor der Begegnung mit dem Klienten bereits eine Synchronisation vornehmen, damit sie möglichst gute Empfindungen haben und schon in der richtigen energetischen Grundstimmung sind. Die Übung dauert ja nur einige Minuten. Wenn sie mit mehreren Klienten hintereinander arbeiten, genügt es, vor der ersten Begegnung die Übung zu machen. Im Vorgespräch der ersten Sitzung geht es darum, festzustellen, welche Beschwerden ihr Klient hat, um die richtige Formulierung bzw. Affirmation für die Behandlung zu finden. Lassen sie dann sanfte und ruhige Musik im Raum laufen, das unterstützt die Harmonisierung, weil der Klient zunächst etwas ruhiger wird und sich entspannt. Er kann sich dazu hinsetzen oder hinlegen. Sie können also entweder mit einem Stuhl oder mit einer Liege arbeiten. Lassen sie den Klienten die Augen schließen. Er soll in seinen eigenen Bildern im wachen Zustand träumen, einfach an etwas Schönes denken. Schließen sie nun selbst die Augen und machen sie noch einmal eine Kurzsynchronisation für ihre Hände. Dann öffnen sie wieder die Augen und beginnen mit der Behandlung des Klienten, indem sie zunächst die positive Zielformulierung vornehmen. Diese sprechen sie gedanklich als Affirmation für ihren Klienten aus. Danach gehen sie in Kontakt mit dem Klienten, indem sie eine der Behandlungstechniken anwenden. Nachdem sie den Kontakt zum Körper des Klienten beendet haben, folgt der Abschluss der Behandlung mit einem kurzen Nachgespräch. Oft tritt eine sofortige und deutlich spürbare Wirkung ein. Vor allem bei Schmerzen oder Bewegungseinschränkungen ist dies häufig der Fall. In den nächsten Minuten, Stunden und Tagen geht der Heilungsvorgang weiter. Manchmal wird empfohlen, den Klienten vorher und nachher eine Einschätzung vom Ausmaß seiner Beschwerden vorzunehmen und diese auf einer Skala von 1 bis 10 einordnen zu lassen. Das können sie sicherlich machen. Es schadet dem Vorgang nicht. Ich halte es aber auch nicht für derart hilfreich wie es oft dargestellt wird. Entscheiden sie selbst.

Wenn sie wirklich nach der Zielformulierung von der Absicht der Veränderung oder Heilung loslassen können, was eine wichtige Voraussetzung für das Funktionieren des Ganzen ist, dann benötigen sie auch keine Schmerz- oder Beschwerdenskala. Klienten sagen häufig spontan, dass es sich schon viel besser anfühlt. Lassen sie ihre Klienten einfach in der nächsten Sitzung berichten, was in der Zwischenzeit geschehen ist. Die nächste Sitzung sollten sie nach frühestens drei Tagen und spätestens nach einer Woche planen. Geben sie der Quantenenergie Zeit zum Einwirken. Wie viele Sitzungen schließlich notwendig sind, hängt sehr stark vom tatsächlichen Problem des Klienten ab und davon, wie viele Störungen in seinem Alltag den Energiefluss beeinträchtigen. Entscheiden sie gemeinsam mit ihrem Klienten, wann die Behandlung beendet werden sollte, weil er sich wieder gesund fühlt.

6.2 Das Vorgespräch

Die natürliche Harmonisierungstendenz der Aura strebt immer dann einen gesunden Zustand an, wenn die Verstand-Aura ruht. Entsprechend sollte es also genügen, sie für ausreichend lange Zeit und regelmäßig in einen Ruhezustand zu bringen, um Krankheiten zu behandeln. Grundsätzlich stimmt das auch. Hiermit bekommt das Sprichwort „Die Zeit heilt alle Wunden" plötzlich eine ganz reale Bedeutung. Wir benötigen Zeit. Das scheint manchen Energieheiler zu enttäuschen. Um das zu verstehen, müssen wir uns klar machen, dass unsere Aura nicht materiell ist. Sie kann sehr schnell gereinigt und ausgeglichen werden. Der physische Teil unseres Organismus braucht jedoch aufgrund seiner biologischen, chemischen und physikalischen Bedingungen eine gewisse Zeit der Heilung, wenn zerstörte Zellstrukturen, Gewebe, gebrochene Knochen oder Entzündungen ausheilen sollen. Außerdem kann eine „sture" Verstand-Aura auch sehr schnell wieder gegen die Heilung arbeiten. Darüber haben wir bereits gesprochen.

Ich rate daher niemandem, mit einer einzigen Sitzung zu arbeiten und den schnellen und nachhaltigen Erfolg zu propagieren. Es entspricht auch nicht dem Bedürfnis der meisten Klienten, in einer Sitzung gesund zu werden. Schnelle Entlastung suchen sicherlich alle Menschen, die sich unwohl fühlen. Doch dann wollen die Menschen, die mit uns in Kontakt gehen, mehr. Sie wollen über ihr Leben sprechen, wollen all ihren Erlebnissen und Eindrücken Luft machen. Gerade das wird in der Quantenheilung oft unterschätzt und missachtet. Betrachten wir noch einmal die Vorgänge in der Aura. Die Schwachstelle ist und bleibt die Verstand-Aura, die Emotionen, die als Körpergefühl wahrgenommen werden, häufig nicht mehr zum Ausdruck bringt, weil das von der Umwelt der Person nicht positiv bewertet wird. Das führt dazu, dass die tatsächlichen Gefühle mit der Zeit so früh, also vorbewusst, abgetrennt und ersetzt werden, dass sie schließlich nicht mehr ausreichend ins Bewusstsein treten. Therapie und natürlich auch Quantenheilung ermöglichen die Wiederbelebung der tatsächlichen

Gefühle und die Bewusstwerdung der entsprechenden Körpergefühle, die dann als Stimmung, als Emotion wieder ins Bewusstsein kommen. Nun kommt es zum nachhaltigen Gesundwerden und Gesundbleiben darauf an, die vorher ersetzten Gefühle nicht weiterhin zu ersetzen, sondern angemessen zum Ausdruck zu bringen, damit sie in die Außenaura transportiert werden und nicht als Energieüberschuss in der somatischen Aura verbleiben. Auch dabei müssen wir unseren Klienten helfen, denn sie haben wie wir selbst verlernt, das regelmäßig zu tun. Therapeuten sind die ersten Beziehungspartner zum Ausprobieren des Neuen, das eigentlich das Uralte ist: das Ausdrücken und damit natürliche Transformieren der tatsächlichen Emotionen, die von der emotionalen Aura zur somatischen Aura gebracht und dort als Körpergefühl spürbar werden. Für viele Klienten ist die Umstellung schwer, weil ihr Umfeld sich wie bisher verhält und bestimmte Emotionen und jetzt eintretende äußere Veränderungen der behandelten Person nicht haben will. Doch nur diejenigen Klienten, die sich dazu entschließen und es nachhaltig schaffen, ihre tatsächlichen Gefühle möglichst oft zum Ausdruck zu bringen, werden nachhaltig von der Quantenheilung profitieren können. Das gleiche gilt für alle anderen Wege der Behandlung. Raum für das erste Aussprechen eigener Gefühle finden wir im Vorgespräch unserer Sitzungen. Ich verwende die Hälfte der meist einstündigen Sitzungen in meiner Praxis für das Gespräch, das mehr ist als das Abfragen von Symptomen und Behandlungsfortschritten. Meine Klienten erhalten im Gesprächsteil jeder Sitzung die Möglichkeit, ihre Gedanken und Pläne, gleichzeitig ihre Stimmungen und Empfindungen auszusprechen. Natürlich werden diese von mir nicht bewertet oder abgelehnt. Sonst würde das Gleiche passieren wie vorher. Die Emotionen müssten wieder ersetzt werden. Eine neue Energieschieflage wäre vorprogrammiert, noch bevor die bereits vorhandene aufgelöst wäre.

6.3 Zielformulierungen und Affirmationen

Beim Ablauf der Sitzungen habe ich bereits erwähnt, dass eine Zielformulierung, die als Affirmation ausgesprochen oder gedacht wird, vor der eigentlichen Behandlung mit Quantenenergie vorgenommen wird. Natürlich ist das genau genommen nicht erforderlich, wenn sowieso der gesamte Organismus durch Auraausgleich geheilt wird. Allerdings können wir zielgerichtet und intensiver therapieren, wenn wir doch mit entsprechenden Formulierungen arbeiten. Wir haben ja gesehen, dass Gedanken und Vorstellungen unseren Organismus beeinflussen, beispielsweise zu Bewegungen führen. Das hat damit zu tun, dass unsere eigenen Gedanken, genau wie Impulse von außen wirken und Blaupausen in unserer emotionalen Aura wecken, die als energiegeladene Verbindungen von Emotion und Bild oder als komplexe Strukturen vieler solcher Kombinationen zur somatischen Aura transportiert werden und dort genauso verarbeitet werden wie äußere Reize. Die Blaupausen in unserer emotionalen Aura sind natürlich nicht nur für Probleme vorhanden oder zur Konfliktlösung sondern als Speicherbilder aller Impulse, ob sie nun von außen oder innen kommen. Daher haben wir selbstverständlich auch Blaupausen, die Vorlagen für einen gesunden und funktionierenden Körper sind. Gleiches gilt für die gesunde Psyche. Wir können also einerseits die Aura ihre natürliche Arbeit machen lassen. Andererseits Bilder und damit Aktivitäten des gesunden Zustandes wecken. Die Aura wird dann Energie aufwenden, um diesen Zustand herzustellen. Idealerweise machen wir nun beides gleichzeitig, genauer gesagt kurz nacheinander. Wir wecken eine Blaupause des gesunden Zustandes und lassen dann alle Gedanken los und behandeln den Klienten im Zustand des reinen Gewahrseins mit einer der vielen mögliche Behandlungstechniken.

Viele Menschen sind der Überzeugung, dass sie seit Beginn ihrer Erkrankung dauernd den gesunden Zustand wünschen und deshalb eine Art Daueraffirmation des Gesundwerdens in ihren Gedanken vollziehen und fragen sich, warum das nicht funktioniert. Tatsächlich aber ist es meistens so, dass der Heilungswunsch da ist, dann aber viele Gedanken und Ideen zur Behandlung, zum Umgang mit den Einschränkungen und zu den Folgen der Krankheit aufkommen und die Person beschäftigen. Wenn es hingegen gelingt, den Zustand des Krankseins bewusst zu halten und den Zustand des Gesundseins immer wieder zu visualisieren, ohne sonst irgendetwas zu tun, dann setzt eine rasche und intensive Heilung in den Grenzen des physisch Machbaren ein. Die meisten Menschen tun das aber nicht. Viele berichten mir, dass sie ganz oft positiv denken und Heilung wünschen würden, natürlich als positive und möglichst konstruktive Affirmation. Im gleichen Atemzug erzählen mir diese Personen dann, was sie alles nicht mehr können, wie schlimm die Einschränkungen sind und wie wichtig nun endlich Veränderung ist. Das ist ganz menschlich, zeigt gleichzeitig, dass die logischen Gedanken und die Planungen die Oberhand haben und nicht die Visualisierung des gesunden Zustandes.

Wenn wir nun im Zuge der Behandlung mit dem Klienten gemeinsam festlegen, was und wie der von ihm als gesund und gut empfundene Zustand sein soll, können wir das konstruktiv für die Behandlung nutzen. Wir formulieren dieses Ziel als positive Affirmation kurz bevor wir die eigentliche energetische Behandlung mit unseren Händen ausführen. Wichtig ist hierbei das Ziel auszusprechen oder deutlich zu denken und es dann loszulassen. Formulieren wir beispielsweise zur Behandlung einer depressiven Verstimmung „Heiterkeit und Vitalität" und gehen dann sofort in das reine Gewahrsein, das wir mit Hilfe unserer Synchronisations- und Behandlungstechniken erreichen, so aktivieren wir in uns selbst eine angenehme Blaupause der Heiterkeit und Vitalität und schalten unsere Verstand-Aura ab. Unsere ursprüngliche Energie fließt nun weitgehend ungehindert durch unsere Aura. Ein Teil von ihr wird allerdings benötigt, um diese eine aktivierte Blaupause zu verarbeiten und zu transportieren. Damit bleibt genügend Energie für die Reinigung der Aura und für die Aktivierung des speziellen Zielzustandes. Heiterkeit und Vitalität werden also aktiv, während die Aura ausgeglichen wird. Es muss nicht erst der

Zustand einer vollkommen ausgeglichenen Aura erreicht sein, der möglicherweise gar nicht möglich ist, weil es zu viele Strömungen dagegen gibt. Natürlich können Heiterkeit und Vitalität erst dann entstehen, wenn die Energieschieflage, die zu der depressiven Verstimmung geführt hat, zu einem gewissen Umfang ausgeglichen ist. Durch die Affirmation bearbeiten wir praktisch einen Teil der Aura zunächst intensiver, nämlich den, der sich in der besonderen, krank machenden Schieflage befindet.

Ich empfehle, die Zielformulierung mit dem Klienten gemeinsam vorzunehmen, damit sie seinem eigenen Ziel möglichst nahe kommt. Wir können nicht davon ausgehen, dass wir wissen, welches Ziel das beste ist. Hat der Klient beispielsweise Schmerzen im linken Fuß, so wäre die einfache Affirmation *Ein schmerzfreier linker Fuß* wenig brauchbar. Einerseits ist diese negativ formuliert, sagt also nur, was nicht sein soll. Blaupausen sind in der emotionalen Aura immer positiv gespeichert. Besser ist daher die Formulierung *Wohlgefühl und Beweglichkeit des linken Fußes*. Dafür gibt es eine bildhafte Vorstellung und eine Blaupause in der emotionalen Aura, für *schmerzfrei* nicht wirklich, denn es gibt viele Zustände, die schmerzfrei sind. Welcher soll nun aktiv werden? Präzision hilft uns also, die beste Blaupause zu aktivieren. Natürlich kann der Verstand des Klienten aus der Formulierung *schmerzfrei* ganz schnell ein positives Bild aufbauen. Doch gerade der Verstand soll ja außen vor bleiben, beim Klienten und bei uns. Beziehen wir ihn ein, so stört er sehr schnell mit seinen Plänen und Überlegungen. Formulieren wir lieber positiv und möglichst bildhaft, so bleibt ein Bild im Inneren des Klienten, das die Verstand-Aura nicht braucht, um aufrecht gehalten zu werden. Bewusst muss er es jedoch nicht halten. Der Klient darf und soll nach der Festlegung der Formulierung an etwas Schönes denken, am besten an die schönste Erinnerung oder an die schönste Fantasie, die er sich vorstellen kann. Wenn wir an etwas sehr Schönes denken, gehen wir in unser Gefühl. Der Verstand geht damit in einen Ruhezustand. Das Bild des beweglichen Fußes bleibt aktiv und unterstützt die Behandlung. Gleiches geschieht im Inneren des Therapeuten. Mit der Affirmation als Zielformulierung wird ein hilfreiches Bild aktiviert, dann lässt der Therapeut alle Gedanken los, visualisiert auch das Bild nicht weiter, sondern geht zur Heilungstechnik über. Die Aura des Therapeuten wird ausgeglichen, das Bild des gesunden linken Fußes wird aktiv und beides überträgt sich auf die Aura des Klienten, die mit viel ursprünglicher Energie versorgt und damit ausgeglichen wird. Gleichzeitig erhält sie von außen den Input eines konkreten Bildes des gesunden linken Fußes, das in der eigenen Aura auch vorhanden ist.

Zielformulierungen müssen immer individuell vorgenommen werden, um möglichst präzise dem tatsächlichen Wunsch des Klienten zu entsprechen. Einige Beispiele, die als Orientierung dienen können, habe ich für sie zusammengestellt. Ich habe hierfür typische Beispiele aus meiner Praxis für Psychotherapie gewählt und damit Affirmationen, die so und in ähnlicher Form schon häufig von mir benutzt worden sind.

Problem	Mögliche Affirmation
Waschzwang	Du bist bereits sauber und glücklich
Symmetriezwang	Du siehst Harmonie in allen Dingen
Zwangsgedanken	Deine Gedanken sind frei und öffnen sich für Neues
Soziale Phobie	Du freust dich auf Kontakt mit Menschen
Prüfungsangst	Du bist gelassen und rufst dein Fachwissen treffsicher ab.
Angst in Menschenmengen	Du fühlst dich sicher, wenn andere um dich herum sind
Höhenangst	Hoch oben fühlst du dich frei

7 Die Behandlungstechniken

7.1 Zweipunkt- und Dreipunkttechniken

In diesem Kapitel habe ich die einfachsten und besten Heilungstechniken für die Arbeit mit Quantenenergie zusammengestellt. Einige davon kennen sie sicherlich schon, andere sind vielleicht neu oder zumindest anders als ihre bisherigen Methoden. Probieren sie alle vorgestellten Varianten am besten selbst aus und machen sie sich dann ein Bild davon. Finden sie ihre Lieblingstechniken oder wählen sie für jeden Klienten intuitiv die passende aus. Folgende Techniken möchte ich ihnen vorstellen:

- Die Zweipunkt-Methode
- Der Fingerkontakt
- Die Aura-Methode
- Die Mehrstufen-Auramethode
- Das Ausstreichen
- Farbenkranz 1
- Farbenkranz 2
- Farbenkranz 3
- Die Dreipunkt-Lichtmethode

Die meisten Behandlungstechniken schildere ich so, dass mit der linken Hand die Körperstelle berührt wird, die von der Krankheit, von der Einschränkung oder von den Schmerzen betroffen ist. Das hat jedoch keine grundlegende Bedeutung. Natürlich können sie auch mit der rechten Hand arbeiten und die Übungen dann jeweils „umdrehen". Richten sie sich nach ihrem Gefühl und gerne auch nach den Gegebenheiten in ihrer Praxis. Der Aufbau des Behandlungsraumes, die Lage des Klienten oder die zu behandelnde Stelle geben in manchen Fällen Vorgehensweisen vor. Energetisch betrachtet spielt das keine Rolle.

Zweipunkt-Methode

Nachdem sie wissen, wo der Klient Beschwerden hat, sprechen sie zunächst einmal mit ihm über den gewünschten Zielzustand. Diesen formulieren sie dann innerlich mit Hilfe einer positiven Aussage, die wir in Anlehnung an meditative Techniken Affirmation nennen. Sprechen sie diese Affirmation einmal in Gedanken oder laut aus und lassen sie dann los.

Zweipunktmethode

Setzen sie sich hin, legen sie die Hände auf die Oberschenkel und drehen sie die Handflächen nach oben. Der Klient soll an irgendetwas Schönes denken und auf keinen Fall irgendwie versuchen, ihnen bei ihrer Arbeit zu helfen. Legen sie nun die linke Hand auf die Körperstelle, die von den Beschwerden betroffen ist. Üben sie etwas Druck aus. Achten sie aber darauf, dass es für den Klienten nicht zu unangenehm wird. Spüren sie den Kontakt und werden sie sich ihrer linken Hand voll und ganz bewusst. Spüren sie in ihre Hand hinein, so wie sie es oft geübt haben. In ihnen fließt bereits die Energie der Harmonisierung. Der Ausgleich verschobener Energien läuft bereits. Gleichzeitig spüren sie die Energie des Klienten in ihren Händen, denn sie überträgt sich auf sie. Keine Angst, sie werden dadurch nicht aus ihrer Balance geraten. Da sie sich ganz in die Hand einfühlen, beschäftigen sie sich mit sonst gar nichts und lassen das reine Bewusstsein ungehindert seine Arbeit verrichten. Legen sie nun die rechte Hand auf einen anderen Körperteil des Klienten. Es sollte eine Stelle sein, die sich subjektiv gut anfühlt. Auf jeden Fall wird sich diese Stelle anders anfühlen, denn der Klient ist nicht synchronisiert und energetisch auch nicht besonders harmonisch. Er wäre sonst nicht krank. Nun werden sie sich ihrer rechten Hand voll und ganz bewusst und spüren tief in sie hinein. Nehmen sie das Gefühl der rechten Hand nun voll und ganz wahr. sie sind nun bereits im Kontakt mit der Dysbalance des Klienten.

In ihnen selbst fließt unverfälschte Energie, weil sie sich nicht mit ihr befassen. Sie können sich nicht einmal mit ihrer eigenen Energie beschäftigen, denn dann würde der Kontakt zur bewussten Wahrnehmung ihrer Hände nicht mehr bestehen. Nehmen sie nun beide Hände gleichzeitig wahr. Machen sie es genauso, wie sie es viele Male geübt haben. Nehmen sie beide Hände gleichzeitig wahr und werden sie sich des Unterschiedes in beiden bewusst. Gehen sie ganz in die bewusste Wahrnehmung ihrer Hände hinein und warten sie einfach ab. Sie haben schon richtig gelesen. Warten sie einfach ab!

Das Gefühl verändert sich innerhalb von Minuten. Manchmal kann es auch bis zu 20 Minuten dauern, bis sich in beiden Händen das gleiche Gefühl einstellt. Vor allem bei psychischen Blockaden oder psychischen Störungen dauert es meist 10 bis 20 Minuten. Achten sie einfach auf das Gefühl in ihren Händen, das sich aneinander angleicht. Sobald sich beide Hände gleich anfühlen, können sie den Kontakt beenden. Der Organismus des Klienten arbeitet weiter. Er muss nicht direkt eine Wirkung spüren, obwohl dies häufig der Fall ist. Die harmonisierende Wirkung hält über Tage an und wirkt sich damit über längere Zeit aus. In regelmäßigen Abständen kann mit dem Klienten erneut gearbeitet werden und das Ganze wiederholt werden. Das geht meist schneller als die Klienten es erwarten.

Es ist natürlich möglich, dass ein Klient nicht direkt berührt werden möchte oder dass sie selbst die Stelle, die von der Krankheit oder den Schmerzen betroffen ist, nicht berühren möchten. Es gibt nun mal Körperteile, die so intim sind, dass wir nicht gerne die Hand eines fremden Menschen minutenlang dort spüren möchten. Das ist kein Problem, denn sie müssen den Klienten nicht unmittelbar berühren. Sie können ihre Hände genauso gut etwa zehn Zentimeter über den Körper halten. Das sollten sie dann natürlich mit beiden Händen so machen, sonst stellt sich ein gleiches Gefühl nicht so gut ein.

Fingerkontakt

Unsere Fingerkuppen sind äußerst empfindsam und feinfühlig. Das wird den meisten Menschen nur bewusst, wenn sie sich in der Küche in den Finger schneiden. Trotz Pflaster und schon bald einsetzender Wundheilung tut der Finger ständig empfindlich weh, wenn wir mit der Hand arbeiten oder hantieren. Nutzen wir doch einfach das feine Gespür in den Fingerkuppen für die Quantenheilung.

Zweipunkt-Finger-Methode

Suchen sie zunächst einmal mit dem Zeigefinger der linken Hand eine Stelle im Bereich der Zone, die behandelt werden soll. Üben sie auf diese Stelle etwas Druck aus, so dass der Klient es deutlich fühlt. Es sollte jedoch nicht zu unangenehm werden. Fragen sie also gerade bei Schmerbehandlungen, ob er das aushalten kann. Werden sie sich nun ihrer Fingerspitze bewusst. Gehen sie ganz in die bewusste Wahrnehmung der Fingerspitze im Kontakt mit dem Körper des Klienten. Berühren sie nun mit dem Zeigefinger der rechten Hand eine andere Körperstelle. Wählen sie eine, die nicht von Schmerzen oder anderem Unwohlsein betroffen ist. Spüren sie nun ganz den rechten Zeigefinger. Anschließend achten sie auf beide Finger und üben sie weiterhin etwas Druck auf die beiden Körperstellen aus. Der freie Fluss der ursprünglichen Energie überträgt sich auf den Klienten, der sich bei dieser Technik genauso verhalten soll wie beim Handauflegen. Er soll überhaupt nichts machen, nicht helfen, nicht über die Krankheit nachdenken. Sagen sie ihrem Klienten, er soll an irgendetwas Schönes denken. Das lenkt ihn ab und hilft damit der ungehinderten Übertragung von Energie.

Das zunächst natürlich unterschiedliche Gefühl in beiden Fingerspitzen wird sich genauso angleichen wie das Gefühl der beiden Hände beim Handauflegen. Sobald sich ein Gleichklang eingestellt hat, können sie den Kontakt beenden.

Die Aura-Methode

Behandeln wir Klienten im Stehen, so stellen diese oft fest, dass ihnen ganz leicht schwindelig wird, was sich darin äußert, dass ihr Körper etwas hin und her schwankt beziehungsweise unsicher auf den Beinen steht. Das wird in der Regel nicht als unangenehm erlebt, sondern wird sofort mit der Veränderung der körpereigenen Energie in Verbindung gebracht. Genau so ist es ja auch. Durch die Berührung mit unseren Fingern oder Händen und das gleichzeitige Loslassen von Zielvorstellungen durch Konzentration auf unsere Hände stoßen wir einen ausgleichenden Energiefluss beim Klienten an. Seine Aura stellt wieder Harmonie her und beseitigt damit das vorherige Ungleichgewicht. Weil damit ein Gleichgewicht oder eine Ausgeglichenheit der Energie entsteht, kommt der Klient natürlich wieder in einen stabilen und angenehmen Zustand.

Wenn der Klient während der Behandlung stabil liegt, überträgt sich dieses Gefühl auf den Therapeuten. Das ist aber überhaupt kein Problem und hat nichts damit zu tun, dass die Krankheit oder das Thema des Klienten auf ihn überspringen würde. Es bedeutet nur, dass die Energiefelder beider Personen miteinander in Kontakt stehen. Beide Energiefelder, das des Therapeuten und das des Klienten, sind eigene Systeme. Wenn eine rollende Kugel gegen eine ruhende Kugel stößt, überträgt sich dieser Bewegungsimpuls. Die vorher ruhende Kugel fängt an, sich zu bewegen, und die andere wird langsamer oder bleibt stehen. Die Eigenschaften der Kugeln, also beispielsweise die Farbe, das Material, die Masse oder die Dichte verändern sich in beiden Kugeln jedoch nicht. Als Therapeuten spüren wir also in der Wahrnehmung unseres eigenen Körpers, dass das Energiefeld des Klienten sich selbst umorganisiert. Bei der Auramethode nutzen wir diesen Effekt, nicht nur um dies zu spüren, sondern auch zur Optimierung des Energieausgleichs. Wenn wir die linke Hand auf den Körper des Klienten legen, der bequem und stabil auf einer Liege liegt, und mit unserer rechten Hand eine Bewegung durch seine Aura machen, können wir den optimalen Punkt für den Energieausgleich finden. Wir achten einfach auf unser Körpergefühl. Ganz von selbst fängt unser Körper an, hin und her zu schwanken. Meistens macht der Oberkörper dabei eine leichte Kreisbewegung um die Längsachse unseres Körpers. An dem Punkt, an dem unsere Bewegung am deutlichsten ist, liegt der optimale Punkt der Auramethode.

Aura-Methode

Der Klient soll sich mit dem Rücken nach unten auf eine Energie- oder Massageliege legen. Mit einigen Atemzügen kann er zur Ruhe kommen und die Augen schließen. Legen sie nun ihre linke Hand auf den Solarplexus ihres Klienten oder auf die Körperstelle, die von Schmerz oder Krankheit betroffen ist. Wahlweise können sie ihre linke Hand auch im Abstand von etwa 10 Zentimetern über den Körper des Klienten halten. Fühlen sie sich ein und spüren sie ihre linke Hand. Halten sie nun ihre rechte Hand parallel neben die linke und schließen sie ihre Augen. Bewegen sie die rechte Hand nun über den Körper des Klienten, machen sie das so, dass sie aus ihrer eigenen Sicht ihre rechte Hand nach rechts bewegen. Achten sie genau darauf, wann ihr eigener Oberkörper anfängt zu schwanken. Möglicherweise ist das nur ganz sachte zu spüren. Halten sie gleichzeitig die Konzentration auf beiden Händen. Sobald sie diesen Punkt gefunden haben, bewegen sie ihre rechte Hand nach oben und entfernen sie damit etwas weiter vom Körper ihres Klienten. Das schwanken ihres Oberkörpers wird nun stärker. Bewegen sie ihre Hand soweit, bis dieses kreisförmige Pendeln ihres Oberkörpers ein Maximum erreicht hat. Halten sie dann die Position der Hände und konzentrieren sie sich gleichzeitig auf beide und auf die Bewegung ihres Oberkörpers. Machen sie keine gezielten Gegenbewegungen. Gehen sie in dieses Gefühl des Pendelns hinein und warten sie, bis es von selbst nachlässt. Sobald sie wieder ruhig stehen, können sie den Kontakt beenden.

Die Auramethode kann auch als Stufenmethode durchgeführt werden. Wenn sie den optimalen Punkt für die rechte Hand gefunden haben, und abwarten, bis ihr Oberkörper durch eine ruhige Position energetische Harmonie signalisiert, können sie noch einen Schritt weitergehen und die rechte Hand einfach ein Stück weiter nach oben bewegen.

Mehrstufen-Aura-Methode

Der Klient soll sich mit dem Rücken nach unten auf eine Energie- oder Massageliege legen. Mit einigen Atemzügen kann er zur Ruhe kommen und die Augen schließen. Legen sie nun ihre linke Hand auf den Solarplexus ihres Klienten oder auf die Körperstelle, die von Schmerz oder Krankheit betroffen ist. Wahlweise können sie ihre linke Hand auch im Abstand von etwa 10 Zentimetern über den Körper des Klienten halten. Spüren sie ihre linke Hand. Halten sie nun ihre rechte Hand parallel neben die linke und schließen sie ihre Augen. Bewegen sie die rechte Hand nun über den Körper des Klienten, machen sie das so, dass sie aus ihrer eigenen Sicht ihre rechte Hand nach rechts bewegen. Achten sie genau darauf, wann ihr eigener Oberkörper anfängt zu schwanken. Halten sie gleichzeitig die Konzentration auf beiden Händen. Sobald sie diesen Punkt gefunden haben, bewegen sie ihre rechte Hand nach oben und entfernen sie damit etwas weiter vom Körper ihres Klienten. Das schwanken ihres Oberkörpers wird nun stärker. Bewegen sie ihre Hand soweit, bis dieses kreisförmige Pendeln ihres Oberkörpers ein Maximum erreicht hat. Halten sie dann die Position der Hände und konzentrieren sie sich gleichzeitig auf beide und auf die Bewegung ihres Oberkörpers. Machen sie keine gezielten Gegenbewegungen. Gehen sie in dieses Gefühl des Pendelns hinein und warten sie, bis es von selbst nachlässt. Sobald sie wieder ruhig stehen, bewegen sie die rechte Hand noch etwas weiter vom Körper weg, bis ihr eigener Oberkörper wieder in Bewegung kommt. Wiederholen sie den Ablauf wie beim ersten Durchgang und beenden sie den Kontakt, wenn sie wieder ruhig stehen.

Ausstreichen

Ich möchte ihnen nun noch eine weitere Methode erklären, die ich vor allem bei Schmerzen anwende und bei Verstopfungen der Stirn- und Nasennebenhöhlen. Im Gegensatz zu den bisherigen Methoden wird hierbei die Hand während des Energiefließens bewegt. Wie bei allen Übungen kommt es nicht wirklich darauf an, ob sie die linke oder die rechte Hand benutzen. Denken sie immer daran, dass sie alle Übungen auch umdrehen können. Bei dieser Technik lege ich die linke Hand auf die Stelle des Körpers, die von den Schmerzen oder von der Verstopfung betroffen ist. Nun bewege ich die Hand mit einer sanften aber schwungvollen Bewegung über den Körper, etwa so wie wir die Hand bewegen, wenn wir etwas Staub oder ein paar Krümel vom Tisch entfernen wollen. Ich führe die Bewegung immer in die Richtung der nächstgelegenen natürlichen Körperöffnung aus, berühre diese aber nicht mit der Hand, sondern ziehe sie dabei leicht nach oben. Für den Bereich des Kopfes geht die Bewegung also in der Regel zu der Nase und vom Oberkörper aus in Richtung der Ausscheidungsöffnungen. Die Beine bilden eine Ausnahme. Hier erfolgte das Ausstreichen in Richtung der Fußsohlen.

Ausstreichen

Der Klient soll sich mit dem Rücken nach unten auf eine Energie- oder Massageliege legen. Mit einigen Atemzügen kann er zur Ruhe kommen und die Augen schließen. Legen sie nun ihre linke Hand auf die schmerzende oder verstopfte Stelle des Körpers ihres Klienten. Wahlweise können sie ihre linke Hand auch im Abstand von etwa 10 Zentimetern über den Körper des Klienten halten. Fühlen sie sich ein und spüren sie ihre linke Hand. Halten sie nun ihre rechte Hand rechts neben ihrem eigenen Körper, etwa auf Höhe der Liege. Bleiben sie also mit ihrer rechten Hand ganz gezielt in ihrer eigenen Aura. Machen sie nun eine schwungvolle aber sanfte Bewegung zur nächstgelegenen Körperöffnung des Klienten und bewegen sie ihre Hand dabei etwas nach oben, als wollten sie das Problem wegfegen. Wiederholen sie diese Bewegung einige Male.

Farbenkranz

Meiner persönlichen Erfahrung nach sind die folgende Methode sowie die Varianten zur Farbenkranztechnik besonders für die Therapie von Schmerzen geeignet.

Farbenkranz 1

Der Klient soll sich bequem auf eine Liege legen und die Augen schließen. Lassen sie ruhige Musik laufen und warten sie, bis der Klient seine Atmung verlangsamt. Das geschieht ganz von selbst. Drehen sie sich zur Liege und lassen sie ihre Arme seitlich am Körper herabhängen. Schließen sie ebenfalls die Augen und machen sie eine Kurzsynchronisation nach der Astralhand-Farbenkranz-Methode. Stellen sie sich dabei nicht vor, die Hände vor dem Körper aneinander zu legen, sondern stellen sie sich vor, wie sie mit der Behandlung beginnen und die Hände waagerecht über den Körper des Klienten halten. Sobald sie das Gefühl haben, dass ihre Hände sich über der Liege bzw. über dem Körper des Klienten befinden, ist die Synchronisation beendet und die Behandlung läuft bereits. Halten sie nun beide Hände tatsächlich waagerecht über den Körper des Klienten und zwar über der schmerzenden Stelle. Wahlweise können sie die Hände auch auf den Körper legen, ganz wie sie wollen. Die Wirkung ist gleich. Nun fühlen sie sich ein. Spüren sie beide Hände und stellen sie sich vor, sie schieben beide Hände ineinander, sodass sie zu einer einzigen Hand verschmelzen. Stellen sie sich gleichzeitig vor, beide Hände wären von Anfang an in einen Farbenkranz aus Licht eingehüllt. Dieser Lichtkranz sollte so groß sein, dass er ihre Hände und die schmerzende Stelle des Körpers des Klienten (möglichst tief) einhüllt. Halten sie sowohl das Gefühl der Hände als auch die Visualisierung des Farbenkranzes. Bleiben sie in dieser Position bis sie das Gefühl haben, dass beide Hände ineinander aufgehen. Beenden sie dann den Kontakt. Nehmen sie ihre Hände zurück und schütteln sie diese etwas aus.

Wenn sie abwechselnd mit aufgelegten und über dem Körper schwebenden Händen üben, werden sie wahrscheinlich feststellen, dass es tatsächlich leichter ist, mit frei über dem Körper gehaltenen Händen zu behandeln. Die Vorstellung, dass die eigenen Hände ineinander gehen (Astralhandtechnik) ist in der Regel leichter, wenn die Hände des Therapeuten keinen Kontakt zu einem Körper oder Gegenstand haben. Bei aufgelegten Händen müssen sie zuerst in das Gefühl des Abhebens der Hände kommen. Mit viel Übung geht auch das recht einfach. Machen sie es sich aber nicht schwerer als notwendig!

Wenn sie etwas Übung haben, sollte diese Anwendung etwa zehn Minuten dauern. Machen sie also einfach noch einen zweiten und, wenn ihre Konzentration es zulässt, einen dritten Durchgang in einer Sitzung. Das dauert dann etwa 40 Minuten insgesamt. Wenn das am Anfang zuviel ist, genügt ein einziger Durchgang. Mehr ist nicht unbedingt mehr. Sie müssen sich gut fühlen, sonst geht viel positive Wirkung verloren. Glücklicherweise müssen sie aber bei „Behandlungsmängeln" nicht mit negativer Wirkung rechnen. Mir ist kein Fall bekannt geworden, bei dem ein energetischer Heilungsversuch Schmerzen oder andere Schwierigkeiten verschlimmert hätte. Allerdings gibt es auch viele wirkungslose Heilungsversuche, wenn Therapeuten zu abgelenkt sind oder eben nicht in den Zustand des reinen Bewusstseins kommen. Die Farbenkranzvisualisierung hilft deutlich dabei, in den reinen Zustand zu kommen, der ursprüngliche und damit heilende Energie fließen lässt.

Ich halte es für wichtig, verschiedene Methoden oder Varianten der Behandlung anbieten zu können. Natürlich ist es so, dass grundsätzlich alle wirken. Es kann nicht generell gesagt werden, dass die eine oder andere Variante besser oder nachhaltiger wäre. Die Gesamtwirkung hat sehr viel damit zu tun, wie intensiv sich der Therapeut auf die jeweilige Methode einlässt und wie stark er von ihr überzeugt ist. Meistens finden sich mit der Zeit bevorzugte Vorgehensweisen. Dennoch sollten auch sehr geübte Quantenheiler nicht nur mit einer einzigen Technik arbeiten. Ich stelle ihnen nun zwei weitere Techniken der Farbenkranzbehandlung vor.

Probieren sie einfach alle in ihrer eigenen Praxis aus und beurteilen sie dann, welche am besten zu ihnen passt.

Farbenkranz 2

Der Klient soll sich bequem auf eine Liege legen und die Augen schließen. Lassen sie ruhige Musik laufen und warten sie, bis der Klient seine Atmung verlangsamt. Drehen sie sich zur Liege und lassen sie ihre Arme seitlich am Körper herabhängen. Schließen sie ebenfalls die Augen und machen sie eine Kurzsynchronisation nach der Astralhand-Farbenkranzmethode. Stellen sie sich dabei nicht vor, die Hände vor dem Körper aneinander zu legen, sondern stellen sie sich vor, wie sie mit der Behandlung beginnen und die Hände waagerecht über den Körper des Klienten halten. Sobald sie das Gefühl haben, dass ihre Hände sich über der Liege bzw. über dem Körper des Klienten befinden, ist die Synchronisation beendet und die eigentliche Behandlung kann beginnen. Halten sie nun beide Hände tatsächlich waagerecht über den Körper des Klienten. Wahlweise können sie die Hände auch auf den Körper legen, ganz wie sie wollen. Die Wirkung ist gleich. Nun fühlen sie sich ein. Spüren sie beide Hände. Warten sie, bis sie beide Hände ganz deutlich fühlen. Visualisieren sie nun den Lichtkranz (Farbenkranz), der ihre beiden Hände umgibt. Halten sie nun eine Hand weiterhin über der schmerzenden Stelle und bewegen sie die andere langsam in gleich bleibendem Abstand über den Körper des Klienten. Achten sie darauf, dabei beide Hände deutlich zu spüren und weiterhin den Farbenkranz zu visualisieren. Dieser zieht sich natürlich mit beiden Händen auseinander. Stellen sie sich das in ihrer Visualisierung so vor, als wenn beide Hände von einer Lichtkugel umgeben sind und zwischen beiden Händen ein Lichtstrahl oder Lichtbogen Verbindung hält. Bewegen sie ihre Hand nur über dem Körper und beenden sie die Bewegung spätestens am Kopf oder an den Füßen. Halten sie beide Hände nun in dieser Position und warten sie ab, bis sich das Gefühl in beiden aneinander angleicht. Beenden sie dann den Kontakt. Nehmen sie ihre Hände zurück und schütteln sie diese etwas aus.

Vielleicht fragen sie sich jetzt, ob es wirklich erforderlich ist, diese Visualisierungen mit einzubeziehen, wenn es auch ohne dieses Hilfsmittel geht. Ich weiß, dass es am Anfang relativ schwer ist, tatsächlich auf das Gefühl in den Händen zu achten und zu visualisieren. Wir stehen hier vor dem gleichen Problem der ersten Synchronisationsversuche. Wir neigen nämlich dazu, zwischen einzelnen Wahrnehmungen hin und her zu springen und in ganz schnellem Wechsel auf das Körpergefühl in den Händen zu achten und dann das Bild des Farbenkranzes zu visualisieren. Das ist zunächst einmal kein Problem. Noch besser werden die Ergebnisse dann, wenn tatsächlich alles gleichzeitig wahrgenommen bzw. visualisiert wird. Es braucht jedoch Übung, Übung, Übung. Dennoch lohnt es sich.

Farbenkranz 3

Stellen sie sich mit geschlossenen Augen neben die Liege, auf der ihr Klient liegt. Atmen sie mehrmals ruhig und lange ein und aus. Stellen sie sich nun vor, dass sie auf einem kleinen weißen Teppich oder auf einem Kissen stehen, das weiß leuchtet. Visualisieren sie das Leuchten unter ihren Füßen mit geschlossenen Augen. Stellen sie sich nun vor, dass das Licht langsam durch ihren Körper kriecht, von den Füßen bis zum Oberkörper und schließlich zum Kopf. Bis schließlich ihr ganzer Körper erleuchtet ist. Achten sie darauf, dass die Visualisierung sehr intensiv bleibt. Dehnen sie nun langsam das Licht aus bis sie in einer Kugel aus weißem Licht stehen. Halten sie dieses Bild so intensiv wie möglich. Wenn sie bei der Vorstellung einer Lichtkugel angekommen sind, die sie völlig umgibt wie eine riesige Blase, so beginnen sie mit der einfachen Synchronisation beider Hände. Halten sie die Visualisierung der Lichtkugel dabei aufrecht. Dehnen sie nun die Lichtkugel immer weiter aus, bis sie selbst und ihr Klient, der auf der Liege liegt, innerhalb der Kugel sind. Halten sie nun die Hände über den Körper des Klienten und machen sie mit Technik 1 oder 2 weiter, wobei sie die Visualisierung der Lichtkugel aufrecht halten.

Dreipunkt-Licht-Methode

Die folgende Methode ist der Farbenkranztechnik sehr ähnlich und kann als Variante betrachtet werden.

Dreipunkt-Licht-Methode

Lassen sie ihren Klienten in Ruhe Platz nehmen. Er soll sich ausgestreckt aber bequem auf eine passende Unterlage legen. Lassen sie leise und im Hintergrund Entspannungsmusik (Trancemusik) laufen. Leiten sie ihren Klienten dazu an, auf seine eigene Atmung zu achten und beim Ausatmen das Wort „Ruhe" zu denken. Sie können es auch einige Male für ihn aussprechen, immer dann, wenn er tatsächlich ausatmet. Nach einigen Atemzügen, wenn sie merken, dass er innerlich schon etwas ruhiger geworden ist, sagen sie ihm, dass er etwas Angenehmes denken kann, einfach ein bisschen vor sich hin träumen darf, bis sie ihm sagen, dass er die Augen wieder öffnen soll. Teilen sie ihm mit, dass die Behandlung bis zu 20 Minuten dauern kann. Legen sie nun eine Hand auf die schmerzende oder kranke Stelle und die andere Hand auf eine neutrale. Halten sie wahlweise die Hände einige Zentimeter vom Körper entfernt, ohne ihn vorher zu berühren. Nun schließen sie die Augen und kommen sie selbst über die Atmung zur Ruhe. Fühlen sie sich nun in ihre Hände ein. Beginnen sie bei der Hand, die sich über der zu behandelnden Stelle befindet und werden sie sich ihrer Hand bewusst. Spüren sie ihre Hand immer intensiver. Wechseln sie nun zu der anderen Hand und spüren sie, wie diese sich anfühlt. Nun konzentrieren sie sich auf beide Hände gleichzeitig und spüren sie den Unterschied beider Wahrnehmungen. Fangen sie an, eine Lichtkugel zu visualisieren. Halten sie immer alle drei Punkte gleichzeitig, die beiden Hände und die Lichtkugel. Lassen sie die Kugel dabei größer werden bis sie in ihrer Vorstellung ihren gesamten Körper und den Körper des Klienten einhüllt. Bleiben sie ganz in der gleichzeitigen Wahrnehmung beider Hände und deren Angleichungstendenz und bei der Visualisierung der Kugel. Beenden sie die Behandlung, sobald sich beide Hände gleich anfühlen und sie das Bild der Kugel noch gegenwärtig haben.

Machen sie sich keine Sorgen, wenn sie einen der drei Punkte einmal verlieren sollten oder feststellen sollten, dass ihre Konzentration ungleich verteilt ist. Das wird einige Male geschehen. Das ist aber nicht schlimm. Beginnen sie einfach noch einmal.

Meditationen und Trancereisen
von und mit Andrea Hanstein

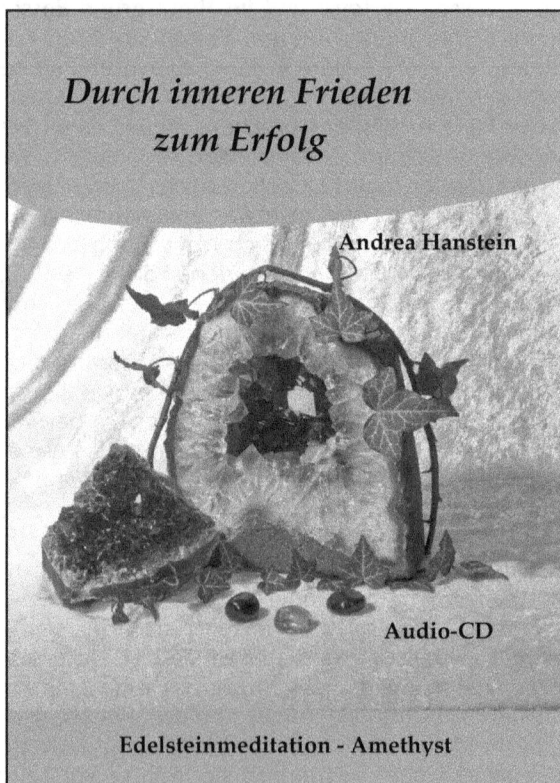

Durch inneren Frieden zum Erfolg

Andrea Hanstein

Audio-CD

Edelsteinmeditation - Amethyst

Hörproben und Bestellmöglichkeit:
www.verlagis.de

ISBN 978- 3-943323-07-8

7.2 Fernbehandlungen

Ist Heilung auf eine große Distanz und möglicherweise ohne den Klienten zu kennen überhaupt möglich? Ja, es ist möglich. Heilung im Sinne dieses Buches bedeutet Aktivierung der ursprünglichen Energie des Organismus eines Menschen. Diese Aktivierung lässt Selbstheilungskräfte frei werden, die jeden Genesungsprozess unterstützen können. Wie das in der Praxis erfolgen kann, haben wir mit den verschiedenen Techniken gesehen. Befinden wir uns allerdings viele Kilometer von einem Menschen entfernt, so können wir ihm nicht die Hände auflegen. Energie, vor allem die Energie des reinen Bewusstseins, überbrückt diese Entfernung jedoch ohne Schwierigkeiten. Gerade an diesem Punkt findet die energetische Heilung starke Kritik, weil eine physikalische Heilwirkung, die bereits im nahen Kontakt zweier Menschen von Physikern und Medizinern oft ausgeschlossen oder erheblich in Zweifel gezogen wird, mit den Gesetzen der Physik auf große Distanzen noch weniger vorstellbar ist. Im ersten Kapitel des Buches habe ich ausführlich erläutert, dass und warum ich mich an diesem Streit nicht beteilige.

Niemand wundert sich darüber, dass eine sms auf viele tausend Kilometer innerhalb kürzester Zeit verschickt werden kann. Dabei können wir sehr ausführliche Nachrichten übermitteln, natürlich auch solche, die beim Empfänger einen enormen Eindruck hinterlassen. Erhalten wir eine schlechte Nachricht, so können unsere Stimmung und unser ganzes körperliches Befinden innerhalb von Sekunden von Fröhlichkeit auf Angst, Hoffnungslosigkeit oder in Übelkeit und Schmerzen umschlagen. Und all das, weil vielleicht ein kurzer Satz übermittelt wurde. Dieser kurze Satz kann allerdings eine sehr intensive und bedeutungsvolle Botschaft enthalten. Er kommt an, ohne dass wir irgendwo Buchstaben durch die Luft fliegen sehen. Er wird energetisch und im Fall der sms auch physikalisch beschreibbar transportiert. Fernbehandlung können wir uns ganz ähnlich vorstellen. Auch wenn es banal klingen mag:

Fernbehandlungen sind eine Art sms, die wir auf energetischem Wege versenden. Doch wie kommt sie beim Empfänger an?

Mit einem Mobiltelefon benötigen wir eine Rufnummer, um Nachrichten zu senden. In der Sekunde, in der wir die Mitteilung los senden, sind möglicherweise tausende sms unterwegs und jede findet ihr Ziel. Darüber wundert sich niemand, obwohl es schon beachtlich ist. Die gewählte Rufnummer identifiziert den Empfänger. Klingt einfach, doch wie das technisch möglich ist, kann kein Laie so einfach erklären. Wir akzeptieren es einfach. Unsere Erfahrung zeigt, dass das reibungslos funktioniert. Es klappt einfach!

Fernheilung braucht auch eine Rufnummer. Ohne Ziel losgeschickt, wird sie zum „Elektrosmog" im großen Funkbetrieb der Auren. Die Rufnummer für Fernheilungen ist die Identität des Empfängers, vor allem sein Name und Wohnort, besser aber sein Aussehen oder seine Stimme. Meistens werden Fotos zur Fernheilung benutzt oder die Stimme, die zumindest am Telefon einmal gehört wurde. Betrachten wir das Foto eines Klienten, der sich weit entfernt befindet und nehmen dann die Behandlung vor, so ist das wie eine sms mit ursprünglicher Energie. Es gelingt, beide Auren, die des Therapeuten und die des Klienten, über eine Art Kanal zu verbinden, durch den dann die ursprüngliche Energie des Therapeuten und die Blaupause des Zielzustandes energetisch aktiviert transportiert werden. Angekommen beim Klienten entfaltet sich die Wirkung. Hilfreich ist es daher auch, wenn der Klient sich zu einem vereinbarten Zeitpunkt für eine vorher festgelegte Dauer zur Ruhe begibt, am besten ähnlich wie in der Praxis des Therapeuten sanfte Instrumentalmusik hört und an etwas Schönes denkt. So ist seine Aura am ehesten offen für den Kontakt zum Therapeuten. Die Arbeit ist in diesem Falle genau so intensiv und wirksam wie beim direkten Kontakt in der Praxis. Ist der Klient hingegen im vollen Treiben des Alltages unterwegs, so entfaltet sich die Heilwirkung weniger gut. Das ist dann etwa so, wie den Hinweiston einer ankommenden sms zu überhören. In einem späteren Ruhezustand käme es durchaus noch zur Entfaltung, doch nicht mehr so intensiv als wenn die Verstand-Aura des Klienten beim Musikhören langsamer wird und mehr Raum für die ursprüngliche Energie lässt. Die Vorgehensweise einer Fernbehandlung entspricht vom Grundsatz her der Behandlung in der Praxis. Natürlich sehen wir den Klienten nicht und können ihn nicht berühren. Denken wir noch einmal an den Vergleich mit der sms, dann kommt es darauf an, zunächst einmal nach erfolgter Synchronisation des Therapeuten, die „Rufnummer" des Klienten zu wählen. Das machen wir über die Visualisierung. Wenn wir wissen, wie unser Klient aussieht, stellen wir uns vor, er wäre bei uns. Hierzu können wir für Personen, die uns unbekannt sind, ein Foto benutzen. Eine alternative Möglichkeit ist die Stimme des Klienten zu erinnern. Ohne nachzudenken repräsentieren wir den Klang seiner Stimme in unseren Gedanken, was dem Wesen einer bildhaften Vorstellung entspricht. Wir haben im wahrsten Sinne des Wortes ein Klangbild im Kopf und nehmen darüber Kontakt auf. Nun können wir natürlich nicht die Hände auflegen, zumindest nicht auf den Körper des Klienten. Hierzu gibt es drei einfache Alternativen. Entweder arbeiten wir mit einer Stellvertreterperson oder wir legen die Hände auf den visualisierten Körper des Klienten oder, sofern es technisch und motorisch möglich ist, auf unseren eigenen Körper. Keine dieser Varianten ist besser als die anderen, keine hat ungewollte Nebenwirkungen. Bevor wir die einzelnen Möglichkeiten betrachten und einige Übungen dazu machen, werfen wir einen Blick auf die Vorgehensweise der Fernbehandlung.

1. Selbstsynchronisation des Therapeuten
2. Visualisierung des Klienten (Foto, Stimme)
3. Eigene Kurzsynchronisation
4. Zielformulierung für die Behandlung
5. Anwendung der Fernbehandlungstechnik
6. Abschluss der Sitzung

Die Zielformulierung sollte vorher mit dem Klienten besprochen werden. Am besten telefonieren sie vor einer Fernbehandlung mit dem Klienten, das kann natürlich einige Tage vor dem Behandlungstermin gemacht werden. Zum Abschluss der Sitzung macht der Therapeut eine kurze Synchronisation oder Meditation, um den Kontakt zum Klienten auch zu beenden. Dieser sollte vorher ebenfalls wissen, wann der Kontakt beendet ist. Wie in der Praxis des Therapeuten sollte ein Zeitplan eingehalten werden. Das wird oft missachtet oder ganz anders gehandhabt. Ich bevorzuge ein klares Setting der Therapie, sowohl in der Praxis als auch bei Fernbehandlungen. Während der genau datierten Behandlung denke nicht nur ich als Therapeut an den Klienten und visualisiere seine Anwesenheit, vermutlich denken auch alle Klienten trotz Musik und Anweisung, an etwas Schönes zu denken, immer wieder an mich als Behandler und stellen somit auch ihrerseits eine „Funkverbindung" her. Wenn klar ist, wann die Verbindung beendet wird, denkt der Klient vielleicht noch über die Behandlung nach, vielleicht auch über mich, doch hält er nicht diesen deutlichen Kanal offen. Er kommt wieder zu sich selbst und in seinen Alltag. Die Quantenheilung kann dann im Alltag ihre Wirkung entfalten.

Stellvertretertechnik

Wir benötigen hierzu eine Person, die wir im direkten Kontakt haben. Diese muss überhaupt kein eigenes Problem haben, das behandelt werden sollte. Sie muss auch keinerlei Gemeinsamkeiten mit dem eigentlichen Klienten haben. Das Geschlecht spielt ebenfalls keine Rolle. Natürlich benötigen sie einige Informationen zu ihrem Klienten. Sie müssen wissen, welche Beschwerden er hat und welche Veränderungen angestrebt werden sollen. Mit diesen Informationen formulieren sie ihre Zielaffirmation. Dann stellen sie den Körperkontakt zu der Stellvertreterperson her. Arbeiten sie entweder mit Handauflegen oder mit der Fingertechnik. Das macht keinen Unterschied. Sie spüren auf jeden Fall unterschiedliche Empfindungen in ihren beiden Händen oder Fingerspitzen, die sich aneinander angleichen werden. Auch hierbei können sie den Kontakt beenden, sobald beide Hände oder Finger sich gleich anfühlen. Der Stellvertreterperson kann das nicht schaden. Sie profitiert sogar davon, denn auch ihr Energiefluss bewegt sich dabei harmonisierend. Das ist auch immer bei demjenigen so, der die Quantenheilung vornimmt. Es wird ihnen selbst mit der Zeit immer besser gehen, wenn sie regelmäßig für andere mit Quantenenergie arbeiten.

Fototechnik

Möglicherweise haben sie nicht ständig eine stellvertretende Person zur Hand, der sie die Hände auflegen können, um einem entfernt lebenden Menschen zu helfen. Glücklicherweise gibt es andere Verfahren. Die Kraft ihrer Gedanken genügt, wobei sie natürlich etwas Übung brauchen. Die wichtigsten Übungen sind immer wieder das Aufspüren des reinen Bewusstseins durch Synchronisation und Visualisierung. Nehmen sie einfach ein Foto der Person, die die Energiebehandlung erfahren soll, und berühren sie es mit beiden Fingerspitzen der Zeigefinger. Achten sie ganz genau auf das Gefühl in den beiden Fingern. Werden sie sich ihrer Finger voll und ganz bewusst. Der Rest läuft genauso ab wie im direkten Kontakt oder mit einem Stellvertreter. Die beiden Gefühle rechts und links in den Fingerspitzen gleichen sich aneinander an. Die Energie fließt. Bei ihnen und bei ihrem weit entfernt lebenden Klienten.

Namenskarten

Haben sie kein Foto zur Hand, können sie auch den Namen des Klienten auf ein Blatt Papier schreiben und dann ebenso vorgehen wie mit dem Foto. Allerdings sollten sie wissen, wie ihr Klient aussieht. Optimal ist es, wenn sie ihn schon einmal getroffen haben oder eine Videoaufnahme von ihm gesehen haben. Je plastischer ihr inneres Bild von dem Klienten ist, desto besser können sie über Visualisierung oder Repräsentation über den Namen auch Verbindung herstellen. Wenn sie nur den Namen kennen, ist das keine gute Voraussetzung, weil viele Menschen den gleichen Namen haben könnten. Da sie in irgendeiner Form Kontakt zu dem

Klienten hatten, der sie wahrscheinlich angerufen oder ihnen geschrieben hat, entsteht aus dem Gesamteindruck der Informationen und der bereits erfolgten Kommunikation ein individuelles und unverwechselbares Bild des Klienten und damit die „Rufnummer", die sie zur Behandlung benötigen. Gerade am Anfang empfehle ich, möglichst ein Bild und einen kurzen Kontakt zur Stimme zu haben, was über E-Mail und ein Telefonat vorab einfach ist. Da sie in aller Regel die Behandlungszeit und einige weitere Bedingungen mit dem Klienten besprechen müssen, ergibt sich ein solcher Kontakt ohnehin.

Visualisierung

Mit Übung geht es natürlich auch ohne Foto oder andere Hilfsmittel. Sie können sich den Körper des Klienten einfach vorstellen. Stellen sie sich einfach, am besten bei geschlossenen Augen vor, ihr Klient wäre bei ihnen. Stellen sie es sich vor, wie es üblicherweise bei ihren Klienten abläuft. Gehen sie einfach an den Platz, an dem sie mit Quantenenergie arbeiten. Nehmen sie den leeren Stuhl, der sonst von ihren Klienten benutzt wird oder stellen sie sich vor die leere Liege in ihrer Praxis. Und nun legen sie die Hände auf. Genauso wie sie es sonst machen. Zuerst die linke, und werden sie sich dieser Hand voll und ganz bewusst. Dann legen sie die rechte Hand auf und werden sich ihrer bewusst. Achten sie auf das Gefühl in den Händen. Sie werden sehen, alles läuft so wie erwartet. Die beiden Gefühle gleichen sich aneinander an, und die Wirkung ist damit erfolgt. Vielleicht sieht es etwas merkwürdig aus, wenn sie ihre Hände in die Luft halten und kein Klient da ist. Entscheidend aber ist, dass es funktioniert. Natürlich können sie auch bei dieser Technik die Hände oder die Fingerspitzen benutzen. Achten sie auch hier darauf, immer wieder zu üben. Dann wird es immer leichter, mit Fernenergie zu arbeiten. Damit sie sich besser auf Fernbehandlungen einstellen können, möchte ich ihnen noch eine Übung vorschlagen, die sie als Training und zur Stärkung ihrer Selbstsicherheit durchführen können. Hierzu benötigen sie eine Person, mit der sie gemeinsam, natürlich auch wechselseitig, üben können. Vereinbaren sie mit dieser Person eine exakte Uhrzeit zum Üben, wobei sie sich beide bequem hinlegen und sich selbst mit Hilfe einer Synchronisation vorbereiten sollten. Beginnen sie dann pünktlich die Übung. Natürlich können sie sich auch treffen, um die Übung durchzuführen. Halten sie sich aber nicht in dem gleichen Raum auf, sondern mindestens in benachbarten Zimmern.

Übung zur Fernbehandlung

Begeben sie sich in den Zustand des reinen Gewahrseins und visualisieren sie ihre Helferperson. Legen sie nun eine Hand auf eine beliebige Stelle ihres Körpers und verbleiben sie für etwa zehn Minuten in diesem Zustand. Gehen sie dabei so intensiv wie möglich in das Gefühl, das genau an der Kontaktstelle ihrer Hand mit ihrem Körper vorherrscht. Ihre Helferperson begibt sich ebenso zu Beginn der Übung in den Zustand des reinen Gewahrseins und bleibt mit ihrer Aufmerksamkeit auf dem eigenen Körpergefühl.

Besprechen sie nach der Übung, was die Helferperson gespürt hat. Wenn die Verbindung gut hergestellt wurde, indem sie das reine Gewahrsein wie in diesem Buch beschrieben erreicht haben, wird die Person, die mit ihnen geübt hat, wahrscheinlich angeben können, wo sie ihre Hand hin gelegt hatten. Sie wird an der gleichen Körperstelle Wärme oder ein Kribbeln verspürt haben. Natürlich funktioniert es genauso andersherum, indem sie das Signal empfangen. Probieren sie die Übung. Sie wird nicht unbedingt sofort Resultate bringen, doch mit der Zeit wird es einfacher. Klienten der Fernbehandlung werden diese Sensibilität nicht unbedingt aufbringen. Nichts zu spüren bedeutet nicht, dass die Energie nicht angekommen ist, sondern nur, dass sie nicht präzise gespürt wurde. Würden wir Energie immer spüren, kämen keine anhaltenden Schieflagen zustande.

7.3 Behandlung psychischer Probleme

Psychische Störungen entstehen nach meinem Auramodell genauso wie körperliche Krankheiten, nämlich durch Energiestau und Energiedefizite in der somatischen Aura, die aufgrund zu starker Energiebindung für Umbau- und Verarbeitungsprozesse nicht mehr von selbst, also nicht mehr von der Energie des Aurazentrums ausgeglichen wird. Welche Energieschieflagen uns welche Krankheiten bringen, hat noch kein Mensch erforscht. Sicherlich gibt es Vorstellungen von Krankheitsursachen. Bei vielen körperlichen Erkrankungen scheinen diese auf den ersten Blick eindeutig zu sein, wenn bestimmte Krankheitserreger bekannt sind. Doch diese sind, selbst in den aggressivsten Fällen, eben Erreger. Sie können zur Krankheit führen, müssen jedoch nicht. Bei Ursachen für psychische Störungen gibt es so gut wie keine wirklich bekannten Ursachen im schulmedizinischen Sinne. Die Psychiatrie und Psychotherapie kann auch nur Bedingungsgefüge angeben, um sich der Frage nach den Ursachen zu nähern. Das Vulnerabilitäts-Stress-Modell muss bislang herhalten. Doch bei allen wohl formulierten Erläuterungen dieses Modells, kann es bisher nur festhalten, dass die Entstehung einer psychischen Störung auf ein Zusammenwirken von angeborener Anfälligkeit (Vulnerabilität) und Stresserlebnissen, die nicht ausreichend verarbeitet und ausgeglichen werden, zurückzuführen ist. Meine Vorstellung der Aura und von den Abläufen in ihr widerspricht dem nicht, erläutert jedoch die inneren Vorgänge der Aura zusätzlich. Vieles spricht für eine angeborene Vorbelastung oder Anfälligkeit für bestimmte Krankheiten, sowohl körperliche als auch psychische. Übertragen auf mein Auramodell bedeutet dies, dass die emotionale Aura von Geburt an nicht vollkommen unbeschrieben ist, sondern bereits einige Blaupausen enthält. Diese verdammen uns aber nicht zu bestimmten Krankheiten, denn jede energiegeladene Blaupause, deren Abbild durch die Aura transportiert wird, kann von der Verstand-Aura konstruktiv verarbeitet und angemessen und damit gesund erhaltend nach außen abgeführt werden. Bei zu viel Stress und damit zu wenig Zeit zum Ausgleich der Aura können angeborene Blaupausen ebenso wie erworbene zu Krankheiten führen. Da eine psychische Störung ebenso wie eine körperliche als Energieschieflage in der somatischen Aura stattfindet, sind die Bedingungen der Störung auch prinzipiell körperlich zu spüren. Nur achten wir zu selten auf unseren Körper, wenn wir uns psychisch schlecht fühlen. Wir halten die körperlichen Gefühle dann oft für eine Folge unserer schlechten Stimmung und belassen es dabei. Fragen sie ihre Klienten mit psychischen Problemen doch einmal, an welchen Stellen ihres Körpers Verspannungen, Schmerzen oder andere besondere Gefühle zu finden sind. Oder ganz einfach: *Welcher Körperteil fühlt sich anders an als der Rest?*

Fragen sie auch nach den Bereichen, die nichts – oder eben scheinbar nichts – mit dem besprochenen und behandelten Problem zu tun haben. Alles hat miteinander zu tun. Wir sind ein Gesamtorganismus. Die meisten Menschen wissen, dass psychische Belastungen sich auch im Körperlichen zeigen. Dennoch ist nicht immer die bewusste Verbindung zwischen den tatsächlichen körperlichen Missempfindungen und dem psychischen Problem beim Klienten vorhanden. Möglicherweise kann ein Klient auch kein wirkliches Unbehangen am Körper feststellen, weil er nicht richtig offen dafür ist. Wählen sie dann einfach zwei beliebige Punkte des Körpers. Bei psychischen Problemen dauert der Vorgang der Aktivierung meistens etwas länger als bei körperlichen, insgesamt aber selten länger als 20 Minuten. Für viele Menschen sind körperliche Schmerzen oder Einschränkungen greifbarer als die diffusen psychischen. Probieren sie es einfach aus. Sie werden ja von selbst feststellen, wann sich das gleichlaufende Gefühl in ihren Händen einstellt. Der Ablauf der Sitzungen und des Handauflegens entspricht der bereits besprochenen Vorgehensweise.

Ich arbeite bei psychischen Problemen meistens mit der Mehrstufen-Auramethode, wobei ich die linke Hand in einem ersten Durchgang auf die Stirn des Klienten und in einem zweiten auf den Solarplexus lege.

8 Wenn Quantenheilung nicht wirkt

8.1 Warum Quantenheilung nicht immer wirkt

Grundsätzlich gibt es zwei Fehlerquellen bei der Quantenheilung: Therapeut und Klient. Allerdings gibt es zahlreiche Faktoren, die mögliche Fehler beeinflussen. Die gute Nachricht besteht darin, dass wir nicht alle Einflussfaktoren kennen müssen, sondern „nur" die gangbaren Auswege.

Der Therapeut ist während der Behandlung gefordert und muss seine Verstand-Aura in dieser Zeit ruhen lassen. Das ist trainierbar. Es wird nicht immer zu hundert Prozent gelingen, doch von Mal zu Mal besser und intensiver. Regelmäßige Synchronisation trainiert den eigenen Organismus, schneller und stabiler in den Zustand frei fließender Energie zu gelangen. Auf der Seite des Klienten ist das schwieriger, da er sich nicht unbedingt intensiv mit Quantenheilung befasst oder selbst sehr häufig Synchronisationsübungen macht. Betrachten wir einige wichtige Aspekte bzw. Fehlerquellen etwas genauer.

Die Verstand-Aura des Klienten bleibt aktiv

Bei manchen Klienten kommt es vor, dass sie überhaupt nicht abschalten können, sich keine Ruhe gönnen können, nicht einmal während der Behandlung. Für die kurze Zeit der Behandlung gelingt es vielen Menschen, den Therapeuten machen zu lassen und selbst nicht aktiv zu sein, also auch nicht nachzudenken. Wir helfen den Klienten damit, dass wir sie an etwas Schönes denken lassen. Damit gehen sie in angenehme Gefühle und können gar nicht mehr so viel nachdenken. Allerdings kommt es auch vor, dass Klienten ihre Verstand-Aura kaum beruhigen können und diese die ganze Zeit über hochaktiv ist, was natürlich viel Energie bindet. Die vom Therapeuten empfangene freie Energie reicht da nicht unbedingt aus, um deutliche Veränderungen zu ermöglichen.

Glaubenssätze setzen sich nach der Behandlung durch

Das häufigste Problem bei der Quantenheilung besteht darin, dass die Krankheit oder das Problem mit der Zeit wider zurückkommt. Das ist bei allen Therapien gleichermaßen zu beobachten und hat immer die gleichen Ursachen. Die einmal gespeicherten Muster in der Aura, die Blaupausen für spätere Empfindungen und Handlungen werden nicht gelöscht, wenn Therapie erfolgreich ist. Wirkt eine Therapie, so wird die Energieschieflage des Organismus ausgeglichen, und er kann wieder gesund werden. Ändern sich jedoch die Vorgänge der Transformation in der somatischen Aura nicht, so entstehen nach der Behandlung wieder die gleichen Ungleichgewichte wie vorher. Therapie ist in diesen Fällen eine hilfreiche Reaktion auf die Energieschieflage, hilft aber nicht vorbeugend, verhindert also keine neuen Energieüberschüsse und Defizite. Damit kauft sich der Klient immer wieder Zeit, kommt aber aus seinem Dilemma nicht wirklich heraus. Die krank machenden Blaupausen in der somatischen Aura werden nicht gelöscht, es kommt daher darauf an, einerseits die Energieschieflage auszugleichen, andererseits dem Klienten dabei zu helfen, statt der von der Verstand-Aura konstruierten Blaupause, die ursprüngliche wieder häufiger, am besten nur noch diese zu nutzen. Wir brauchen also noch mehr als unmittelbare Quantenheilungstechniken.

Impulse aus der Außen-Aura boykottieren die Heilung

Wenn wir von nachhaltiger Heilung sprechen, so kommt es darauf an, nicht immer wieder die Handlungsmuster zu benutzen, die uns krank gemacht haben. Allerdings können wir das nicht einfach entscheiden. Das Abtrennen der wahren Gefühle und Ersetzen durch Scheingefühle, die von außen gewollt und entsprechend belohnt werden, geschieht nur anfangs bewusst, mit der Zeit aber vorbewusst in der somatischen Aura. Wir legen neue Blaupausen über die natürlichen. Das ist glücklicherweise dennoch veränderbar. Sorgfältige Therapie kann dem Klienten helfen, die ursprünglichen Muster wieder zu aktivieren und zu benutzen. Allerdings kehren unsere Klienten nach der Therapiesitzung wieder in ihren

119

Alltag zurück. Dort sind sie wieder den gleichen Anforderungen ausgesetzt wie vor der Therapie. Vor allem sind die gleichen Anforderungen an das, was gefühlt werden soll und darf, in unveränderter Intensität vorhanden. Anders ausgedrückt: Die krank machenden Blaupausen werden wieder gestärkt. Viele Menschen kommen in Therapien näher zu sich selbst und damit näher zu den ursprünglichen Vorgängen in ihrer Aura, spüren, dass es ihnen innerlich besser geht, wenn die Aura wieder einen gesünderen Zustand erreicht und verändern dann ihren Umgang mit den Einflüssen der Außen-Aura. Sie positionieren sich neu und anders gegenüber Anforderungen anderer Menschen, sie spüren ihre wahren Gefühle immer deutlicher und weigern sich, diese wieder zu unterdrücken. Ich erlebe viele Klienten meiner Praxis, die diesen konstruktiven Weg gehen. Allerdings gibt es auch solche, denen es nicht nachhaltig gelingt. Dann bleibt der Therapieerfolg - und das gilt auch für Quantenheilung - mittelfristig betrachtet aus.

Sicherlich freut sich jeder Klient auch über kurzfristige und kleine Heilungsschritte, wenn das Leiden dadurch geringer oder erträglicher wird. Die Frustration beim Rückfall in die Erkrankung oder in den Leidensdruck ist jedoch meistens sehr groß, was nachvollziehbar ist. Wir sollten daher mehr anbieten als das Handauflegen und uns konstruktiv davon verabschieden, das Wundermittel der reinen Bewusstheit und der einfachen Heilung zu propagieren. Es gilt nach wie vor, dass Quantenheilung sehr einfach einzuüben und anzuwenden ist und bereits mit einfachen Techniken viel helfen kann. Manchmal gibt es natürlich auch große Heilungsschritte mit nur einer Sitzung - alles ist möglich. Doch ein Blick in die Praxis zeigt, dass es nicht immer ganz so simpel ist wie es uns die Marktschreier der Energieheilung anpreisen. Das bedeutet nun nicht, dass es schwieriger wird. Ich versichere ihnen, dass es relativ einfache, gut trainierbare, Ergänzungsmöglichkeiten gibt, die ebenfalls mit Quantenenergie arbeiten. Denn letztenendes kommt es immer auf Energieausgleich an und - das verschweigen viel - auf das Nutzen der natürlichen Blaupausen unserer Aura!

8.2 Auf das Therapiekonzept kommt es an

Quantenheilung hat ihre Popularität mit der frohen Botschaft von der Heilung durch Nichtstun erreicht. Ich habe ihnen in diesem Buch ausführlich dargestellt, worin dieses Nichtstun besteht und welche Vorgänge in der Aura dabei stattfinden. Wenn Ausbilder oder Autoren, die ihre Kenntnisse und Fähigkeiten zur Quantenheilung weiter geben, darüber hinausgehen, werden sie oft zu unrecht angegriffen, und es wird ihnen vorgeworfen, sie würden die Sache verkomplizieren oder etwas beschreiben, was nichts mit Quantenenergie zu tun hätte. Aufmerksame Leserinnen und Leser wissen längst, dass ich ein Freund des Einfachen und gleichzeitig ein Vertreter des Notwendigen bin. Auch zu Beginn dieses Kapitels möchte ich daher darauf hinweisen, dass es nicht sinnvoll ist, stur an dem Handauflegen oder anderen einfachen Techniken als ausreichend oder als beste Heilungswege festzuhalten. Heilung im Sinne einer Linderung oder Besserung eines Zustandes wird damit in den meisten Fällen möglich sein. Nachhaltige Wirkung erfordert meistens etwas mehr. Doch es wird nicht wirklich kompliziert. Wir freuen uns alle miteinander, wenn es in vielen Fällen ausreicht, mit der kurzen Behandlungsspanne einer Quantenheilung oder mit wenigen Sitzungen wirklich nachhaltig zu helfen. Lassen sie uns aber nach den Möglichkeiten für all diejenigen schauen, bei denen es eben nicht genügt. Viele Menschen, die mit Quantenheilung arbeiten und erleben, dass Heilung ausbleibt oder Krankheiten schnell wieder zurückkommen, glauben, selbst etwas falsch gemacht zu haben oder die Quantenenergiearbeit nicht richtig verstanden zu haben. Meistens stimmt weder das eine noch das andere. Viel häufiger ist es so, dass ihnen noch nicht alles gesagt wurde und die Lehrer der Energieheilung nicht weiter gegangen sind. Das holen wir nun gemeinsam nach. Wir müssen unseren Klienten helfen, sich von den krank machenden Anforderungen der Umwelt zu befreien und auch von den krank machenden Blaupausen, die in ihrer Aura schon bestehen. Die natürlichen Muster müssen wieder aktiv werden und die Oberhand gewinnen.

Einfach ausgedrückt können wir sagen: Jeder Klient muss etwas ändern in seinem Leben. Therapie mit Quantenenergie ist kein Freifahrtschein. Es macht keinen Sinn, Krankheiten zu beseitigen und dann alles im Leben so zu belassen, wie es seit langer Zeit ist, wenn es energetisch immer wieder zu Schieflagen und damit immer wieder zu Erkrankungen kommt. Dieses Buch ist keines über den Sinn des Lebens, doch es kann einen Beitrag zur Sinnfrage leisten, wenn wir uns vergegenwärtigen, dass Leben mehr ist als das Überleben und Zurechtkommen, mehr als Pflichterfüllung und Freizeitgestaltung, mehr als Erfolgsstreben und Machtbesitz, mehr als Krankheit und Heilung zu erleben. Zum Sinn des Lebens gehören die persönliche Weiterentwicklung, die individuelle Potenzialentfaltung und das Erkennen der eigenen Größe. Ohne den Sinn des Lebens zu diskutieren, weise ich darauf hin, dass eine persönliche Weiterentwicklung nicht durch Wunderheilung, nicht durch Schnellheilung, nicht durch erfolgreiche Krankheitsbeseitigung und auch nicht durch Behandlung mit Quantenenergie garantiert ist. Durch eine möglichst rasche und nachhaltige Beseitigung von Zuständen des Unwohlseins oder Leidens gäbe es kaum Anlass diese Zeit konstruktiv zu nutzen.

Es gehört mehr dazu. Glücklicherweise kann Quantenheilung vielen Menschen dazu verhelfen, rasch aus einem tiefen Leidensdruck herauszukommen und Lebensqualität zurück zu gewinnen. Das ist auch ein wichtiges Ziel einer Therapie. Doch dann kommt es auf viel mehr an, auf tiefe Veränderung, die nur dann möglich wird, wenn es gelingt, die krank machenden Blaupausen der Aura dauerhaft ruhen zu lassen. Dieses wird nur möglich, wenn es gelingt, das eigentliche Gefühl, das wahre Gefühl, wieder zu spüren, das ständig und immer wieder in der somatischen Aura abgetrennt wird. In vielen Fällen wird es sich um sehr unangenehme und schmerzhafte Gefühle handeln. Bei ihrer Wiederbelebung werden sie aber nicht zerstörend wirken. Kein Gefühl kann uns langfristig schaden, wenn wir es unverstellt wahrnehmen und angemessen zum Ausdruck bringen können. Es verliert damit seinen Schrecken, bleibt als sehr schmerzhafte Erinnerung im Organismus, die sich niemals gut anfühlen wird. Das ist auch nicht möglich, denn das Gefühlsmuster, das gespeichert wurde, entspricht ja dem tatsächlichen Gefühl, das nicht schön war. Es hat in der Erinnerung nicht die Intensität des tatsächlichen Augenblicks, in dem es erlebt wurde, doch bleibt ein Abbild davon. Schmerzhafte Erinnerungen können uns immer wieder zu Schmerzreaktionen bringen, beispielsweise weinen Menschen, die einen tragischen Verlust erlebt haben, auch Jahre danach, auch nach erfolgter und gelungener Therapie, wenn sie sehr intensiv an das Ereignis denken oder darüber reden. Häufig wird das als unzureichende Verarbeitung gedeutet, was falsch ist. Das alte Gefühlsmuster des wahren Gefühls wird reaktiviert, wenn wir von vergangenen Ereignissen sprechen. Je länger es her ist und je häufiger wir darüber gesprochen haben, umso länger wird es dauern bis wir es wieder als schmerzhaft spüren, weil wir immer stärker auf einer nachdenkenden Basis bleiben. Wir stellen das Ereignis dar, berichten Therapeuten, Zuhörern oder Lesern davon. Doch gehen wir intensiv in das vergangene Ereignis, so spüren wir die Gefühle auch wieder. Das ist vollkommen normal und führt nicht zu Retraumatisierungen. So etwas kommt nur vor, wenn wir die Gefühle nicht wirklich spüren, sondern Ersatzgefühle, die wir einst geschaffen haben, ohne es zu wissen. Wenn wir nach eingehender Therapie gelernt haben, sorgsam mit uns selbst umzugehen, so haben wir gelernt, unsere wahren Gefühle zu spüren. Damit lernen wir dann auch, diese angemessen und zeitnah in Gefühlsäußerungen zu transformieren, die zu diesem Gefühl passen, und führen die Energie konstruktiv in die Außen-Aura ab. Das Gefühl verschwindet dann wieder, genauer gesagt, die Wahrnehmung des Gefühls, wir werden frei davon, können jedoch jederzeit wieder darauf zugreifen. Wir verlieren es niemals, sondern gehen nur anders damit um. Anders bedeutet, wir können lernen so damit umzugehen, dass es uns nicht lange schmerzt, dennoch nicht abgetrennt wird. Denken sie einfach an den natürlichen Fluss der Energie in der Aura: Wir spüren ein Gefühl und transformieren es in eine Gefühlsäußerung. Damit senden wir es konstruktiv in die Außen-Aura und fühlen uns wieder wohl. In meiner Praxis arbeite ich sehr häufig mit Angstpatienten. Häufig melden sich Studenten oder Anwärter der Heilpraktikerprüfung und suchen Hilfe bei der Vorbereitung auf eine mündliche Prüfung, weil sie befürchten, von ihrer Prüfungsangst lahm gelegt zu werden. In vielen Fällen ist Therapie erforderlich, oftmals geht es aber auch mit einem Coaching. Regelmäßig werde ich dann gefragt, was getan werden kann, wenn trotz Therapie, Coaching und Vorbereitung auf die Prüfungssituation eine zu große Angst in der Prüfung aufkommt. Meine Patienten wollen dann meistens von mir hören, wie die Angst rasch verdrängt oder ihr entgegen gewirkt werden kann oder ob es ein einfaches und blitzschnelles Ritual zur Beruhigung gibt.

Alles das und sicherlich anderes mehr ist möglich. Ich schlage jedoch immer die gleiche Vorgehensweise vor, weil sie energetisch die beste und darüber hinaus die einzige ist, die den Prinzipien der Aura gerecht wird, ohne Schieflagen zu produzieren. Die meisten sind ziemlich überrascht, wenn ich ihnen sage, was das einfachste in einer solchen Prüfungssituation ist. Mein Antwort lautet praktisch immer: *„Bekennen sie sich dazu, dann lässt die Angst sofort nach!"* Sicherlich gehört etwas Mut dazu, weil viele glauben, dass das der Todesstoß in einer Prüfung wäre. Glauben sie mir, jeder Prüfer - ob an der Universität, in der Führerscheinprüfung oder in der Heilpraktikerprüfung - weiß, dass Geprüfte Angst haben. Die hatten die Prüfer auch in ihren Tests. Wir sollten allen Klienten dabei helfen, ihre Gefühle besser wahrnehmen zu können und angemessen zum Ausdruck zu bringen. Das einfache Aussprechen des eigenen Gefühls ist dabei oft schon schwierig. Für viele Empfindungen suchen wir vergeblich nach Worten, was nicht daran liegt, dass unsere Sprache keine passenden dafür hätte. Es liegt meistens daran, dass wir es verlernt haben, Gefühle zu benennen und auszusprechen. Ich erlebe immer wieder, dass Menschen mit etwas Training ihre Gefühle mit plastischen Bildern anschaulich beschreiben können. Grundvoraussetzung ist die Sensibilität für das eigene Körpergefühl, denn dort kommt unsere gefühlte Emotion her - aus der somatischen Aura.

8.3 Affirmationen als Hilfen

Affirmationen haben wir bisher vor allem bei der Zielformulierung der Behandlung mit Quantenenergie kennen gelernt. Es handelt sich hierbei immer um eine möglichst positive und konstruktive Formulierung, die bei der inneren Ausrichtung helfen soll. Besonders wirkungsvoll sind diese Affirmationen, wenn sie konkret sind, gleichzeitig aber auch sehr plastisch, damit ein inneres Bild entsteht. Nachdenken bringt uns nicht weiter, das würde nur die Verstand-Aura beschäftigen und höchstens zufällig in unserem Sinne wirken. Bilder jedoch regen die innere Ausrichtung wesentlich besser an, weil sie nicht nur in der Verstand-Aura repräsentiert werden und weil sie ohne Nachdenken verarbeitet werden können. In schwierigen Fällen, wenn nämlich die Wirkung der Quantenheilung auch nach mehreren Sitzungen nicht erkennbar ist, können einfache Affirmationen, die der Klient zu Hause benutzt, zumindest helfen, die innere Bereitschaft zu erhöhen und die Verstand-Aura schneller zu distanzieren. Natürlich können wir nie ausschließen, dass auch über bildhafte Affirmationen nachgedacht wird. Die praktische Erfahrung mit Quantenheilung zeigt jedoch, dass Klienten sehr gut auf sie ansprechen und mit ihnen häufig eine innere Öffnung und damit Behandlungsfortschritte ermöglicht werden. Mit folgender Affirmation, die der Klient dreimal täglich, am besten während einer Meditation, wiederholen soll, habe ich bisher gute Erfahrungen gemacht.

Ich vertraue auf die innere Führung und lasse all meine Gedanken los. Ich werde durchflutet von der Energie der Lebenskraft und öffne mich ihrer heilenden Wirkung.

Diese Affirmation können sie übrigens auch in ihre eigenen Meditationen oder in ihr Training der Synchronisation einbauen. Beginnen sie ihre Übungen immer damit, die Atmung ruhig werden zu lassen und sprechen sie die Affirmation dann dreimal hörbar aus. Machen sie anschließend ihre Synchronisation.

8.4 Übungen für Klienten

Die Leserinnen und Leser dieses Buches kennen inzwischen meine Einstellung. Schnelle Heilung bringt eine angenehme Erleichterung, was bereits ein legitimes Therapieziel, besser gesagt Etappenziel ist. Mittelfristig und langfristig kommt es auf innere Veränderung an. Die gleichen Energieschieflagen, die in die Krankheit geführt haben, können immer wieder entstehen. Sowohl die dazu gehörenden Blaupausen als auch die Transformationsmechanismen in der somatischen und Verstand-Aura bleiben erhalten. Sie zu löschen ist nicht möglich, es wäre auch kaum ein wirklicher Fortschritt. Der Transformationsprozess ist ja nicht per se krankhaft, im Gegenteil. Er kann in vielen Situationen helfen, weil das tatsächliche Gefühl zurückgestellt werden muss, um eine Situation angemessen zu überstehen. Krankmachend ist nicht das Ersetzen von Gefühlen, sondern die verloren gegangene Fähigkeit, das tatsächliche Körpergefühl zu spüren und bewusst werden zu lassen. Nur so könnte es später zum Ausdruck gebracht werden. Nur so kann es zu gravierenden und dauerhaften Energieschieflagen kommen. Könnten wir nun all das aus der Aura wirklich löschen, wäre es nur eine Frage der Zeit bis der gleiche Vorgang erneut passiert. Ein nicht erwünschtes Gefühl, dass wir so stark ablehnen, dass es ersetzt wird, verwandelt sich nicht einfach in ein von außen plötzlich gewolltes und belohntes Gefühl. Wir kaufen mit schnellen Behandlungen nur Zeit. Mit Löschungen in der Aura, sofern sie denn möglich wären, würden wir das gleiche Ziel erreichen, mehr nicht. Daher empfehle ich, Klienten Übungen mit zu geben. Sie anzuleiten, eigene Synchronisationen und Meditationen durchzuführen. Das kann grundsätzlich gemacht werden, nicht erst dann, wenn Quantenheilung erfolglos geblieben ist. Spätestens aber bei stagnierender Krankheit sollten sie ihre Klienten zu eigenen Synchronisationen anleiten. Wählen sie hierfür einfache Techniken und üben sie diese in ihrer Praxis gemeinsam mit ihren Klienten. Das ist für Laien einfacher als selbst zu trainieren. Außerdem können ihre Klienten einfache Meditationsübungen machen, um immer wieder in den Zustand der Ruhe zu kommen. Dieser Zustand lässt dann die Heilung intensiver werden, weil die Verstand-Aura ruht. Natürlich möchte ein Klient nicht nach jeder Behandlung täglich Meditationen machen, es sei denn, das liegt ihm oder er tut es sowieso. Das ist auch nicht unbedingt erforderlich. Bei hartnäckigen Fällen, wenn also Quantenheilung ohne erkennbare Wirkung bleibt, sollte die betreffende Person in den nächsten drei auf die Behandlung folgenden Tagen jeweils eine Meditation von etwa 15 Minuten machen. In den ersten Tagen nach der Behandlung kann sich die Wirkung der Quantenenergie am stärksten entfalten, weil die ursprüngliche Energie noch im Überschuss vorhanden ist. Folgende Meditationsübung kann helfen. Probieren sie diese gerne auch selbst aus.

Übung für Klienten: Dem Atem folgen

Setzen sie sich aufrecht, stabil und bequem hin. Legen sie beide Hände mit den Handrücken nach unten auf ihre Oberschenkel, sodass die leicht geöffneten Handinnenflächen nach oben zeigen. Schließen sie nun die Augen. Nehmen sie den Klang der Musik auf und atmen sie ruhig und gleichmäßig. Spüren sie die gefühlte Bewegung, die mit der Atmung verbunden ist, eine leichte Aufwärtsbewegung beim Einatmen und eine Abwärtsbewegung beim Ausatmen. Lassen sie Ihre Atmung dabei ruhiger werden und dehnen sie die Phase des Ausatmens etwas, sodass sie spürbar länger ist als die Sequenz des Einatmens. Stellen sie sich dabei vor, wie sie kraftvollen Sauerstoff einatmen und alle ihre Gedanken ausatmen. Bleiben sie dann während der gesamten Meditation mit ihrer Aufmerksamkeit bei der Atmung.

Wer mit Meditationen vertraut ist, kann selbstverständlich andere und auch aufwändigere Techniken benutzen. Für ungeübte Klienten empfehle ich ausschließlich einfache Übungen.

8.5 Übung zum Spüren des Körpergefühls

Grundvoraussetzung für das Abschalten der Verstand-Aura ist eine gewisse körperliche Ruhe. In Bewegung geht es natürlich schon, doch erfordert das sehr viel Übung. In ihrer Praxis befinden sich ihre Klienten äußerlich in einer motorischen Ruhe, weil sie mehr oder weniger entspannt sitzen oder zur Behandlung auf einer Liege liegen. Dennoch kann der Körper sehr viel stärker angespannt sein als wir es von außen vermuten. Unsere Muskulatur ist nur im Schlaf und in sehr tiefen Trancezuständen maximal entspannt. Mit Hilfe einer einfachen Übung können sie ihren Klienten helfen, zunächst einmal in einen körperlich tiefer entspannten Zustand zu kommen, um dann die Behandlung durchzuführen. In tiefer muskulärer Entspannung ist das Körpergefühl intensiver, was die Sensibilität für das Körpergefühl in der somatischen Aura steigert. So spürt der Klient seine tatsächlichen Emotionen, die sich in der somatischen Aura als Körpergefühl zeigen, deutlicher und kann besser und aktiver mit sich selbst und seinen Gefühlen umgehen. Auch die unmittelbare Wirkung der Quantenheilung, der Kontakt der beiden Auren von Klient und Therapeut, kann er deutlicher spüren. Denn auch eine scheinbar wirkungslose Quantenheilung hat Wirkung und Energie bewegt sich auf jeden Fall. Nimmt der Klient das wahr bzw. spürt er, dass da irgendetwas passiert, auch wenn er es nicht versteht, so erhöht sich natürlich die Offenheit und Bereitschaft für Veränderung.

Ich schlage ihnen daher eine Methode der Körperentspannung mit Hilfe einer geführten Reise durch den Körper des Klienten vor. Die Durchführung ist vollkommen ungefährlich und ganz einfach. Lesen sie ihrem Klienten einfach den Text auf der folgenden Seite vor, nachdem er sich zur Behandlung hingelegt hat und bereits Musik hört. Zwei Effekte werden eintreten. Einerseits wird die körperliche Entspannung vertieft, andererseits entsteht eine leichte Trance. Trancezustände wirken unterstützend, weil das kritische und angestrengte Nachdenken automatisch reduziert wird. Der Klient kommt zur Ruhe. Das hat dann nichts mit klassischen Hypnosen zu tun. Die leichte Trance fühlt sich wie ein schöner Ruhezustand an, was sie ja auch ist. Probieren sie es aus, sie werden sehen, dass das die Behandlung erleichtert und unterstützt. Selbstverständlich können sie auch mit allen Klienten Ruhephasen und Körperentspannungen machen, bevor sie mit Quantenenergie behandeln. Ich tue das immer.

Körperentspannung

Zur Unterstützung deiner inneren Ruhe und zur immer tieferen Entspannung, machen wir eine Reise durch deinen Körper. Du kannst einmal auf deine Atmung achten und spüren, wie dein Atem ein- und ausströmt. Du kannst dir vorstellen, wie deine Atemluft durch die Nase über die Luftröhre zur Lunge strömt und wieder zurück. In deiner Fantasie kannst du dir aber auch etwas anderes vorstellen. Du kannst dir zum Beispiel vorstellen, dass du deine Atemluft lenken könntest, mit der Kraft deiner Gedanken. Du stellst dir also jetzt einmal vor, dass du deinen Atem in deine Armen lenken kannst. Du atmest ein und stellst dir vor, wie die Atemluft bis ganz tief in die Arme strömt, zu den Händen, bis in die Finger hinein. Und beim Ausatmen fließt die Luft wieder sanft zurück und nach draußen. Dabei entspannen sich deine Arme ganz von selbst. Und mit dieser Entspannung der Arme gehst du in diesen Zustand der inneren Ruhe. Nun konzentrierst du dich auf den Kopf. Du kannst nun beginnen, in deinen Kopf hinein zu atmen. Diese Vorstellung ist ziemlich leicht. Du spürst sowieso die Atemluft durch deine Nase ein- und ausströmen. Und du kannst dir auch vorstellen, dass du in deinen Kopf hinein atmen kannst. So kann sich auch dein Kopf entspannen. Und du gehst in einen Zustand tiefer Ruhe. Dann atmest du in deinen Oberkörper hinein. Du stellst dir vor, wie die Atemluft den ganzen Oberkörper durchströmt. Und alles entspannt sich. Dein Bauch entspannt sich. Dein Rücken entspannt sich. Und du kommst immer tiefer in diesen schönen Zustand der inneren Ruhe und Gelassenheit. Nun atmest du in die Beine. Mit tiefen Atemzügen lässt du die Luft bis ganz tief in deine Beine strömen. Du atmest bis zu den Füßen hinunter. Und dann wieder zurück zur Nase und nach draußen. So entspannen sich auch deine Beine und du kommst immer mehr zur Ruhe.

8.6 Mein Weg: Die Traumlandtherapie

Zum Ende des Buches hin möchte ich ihnen noch meinen speziellen Weg der Arbeit mit Quantenenergie vorstellen. Ich habe in allen Büchern zur Quantenheilung darauf hingewiesen, dass verschiedene Methoden der Therapie nicht nur miteinander verbunden werden können sondern auch sollten. Es kann nicht darum gehen, wer den besten, schnellsten oder einfachsten Weg der Heilung kennt, sondern es geht immer darum, Menschen zu helfen. Unsere Hilfe dient oftmals der kurzfristigen Entlastung und Überwindung von Krisen, jedoch auch immer der mittel- und langfristigen Veränderung im Sinne des Gesundwerdens und Gesundbleibens. Die Vorteile von Visualisierungen beim Behandeln mit Quantenenergie wurden bereits ausführlich erläutert. In meiner täglichen Arbeit habe ich eine eigene Form der Behandlung entwickelt, die ich *Traumlandtherapie* nenne. Hierbei handelt es sich um geführte Trancereisen durch eine imaginäre Welt, die eine Projektionsfläche für die Speicherungen und Energievorgänge der Aura sind. Im Gegensatz zu klassischen Fantasiereisen oder Trancegeschichten gibt es auf diesen Reisen keine Geschichte, also keine vorgegebenen Inhalte, keine Figuren, denen Worte in den Mund gelegt werden und keine traditionelle Suggestionen. Der Klient stellt sich bei den geführten Reisen vor, dass er zuerst durch seinen Körper und dann durch das Land der Träume wandert, das ich als offene Naturszenerie schildere. Auf dem Weg durch das Land der Träume kommt er zu verschiedenen „Stationen", an denen er die Speicherbilder seiner Aura erkennen und brach liegende Blaupausen energetischen aufladen kann. Das geschieht ohne Suggestion. Die Reise ist so angelegt, dass der Reisende selbst plötzlich Bilder seiner Aura empfängt, die Erlebnisse und Ereignisse seines Lebens, die dazu geführt haben, dass die Blaupausen entstanden sind, die in seiner Aura falsch verarbeitet werden. So erkennt er die tatsächlichen Gefühle, die ständig von der Verstand-Aura ersetzt werden, und aktiviert sie erneut. In seiner inneren Wertigkeit steigen die tatsächlichen Gefühle, die nun gespürt und deren Wert erkannt wird. Das führt dazu, dass eine viel deutlichere Intensität des Körpergefühls und der daraus entstehenden Emotionen erwächst, die dabei hilft, zukünftig die tatsächlichen Gefühle wieder zu verarbeiten, ohne Ersetzungen vorzunehmen. Um das zu ermöglichen, folgt die Traumlandtherapie einem ganz bestimmten Aufbau, den ich an dieser Stelle jedoch nicht ausführlich darlegen kann. Hierzu ist ein eigenes Buch erforderlich, das im gleichen Verlag erscheinen wird.

Die intensiven Bildeindrücke während der Reise und die dabei wahrgenommenen Gefühle reduzieren das Nachdenken sehr stark und bieten eine sehr gute Basis für eine unmittelbare Behandlung mit Quantenenergie, die ich während einer Ruhephase der Reise vornehme. Der Klient lässt in dieser Zeit die Bilder weiter wirken. So entsteht eine Verbindung der Traumlandreise mit Quantenheilung. Genau genommen, zumindest nach meiner Vorstellung von der Aura und ihren Vorgängen, ist die Traumlandreise Quantenheilung mit Hilfe von Visualisierungen. Denn auch ohne das Handauflegen entsteht die von der Quantenheilung bekannte Wirkung, mit gleichen Vorgängen in der Aura. Es kommt zum Ausgleich von Energieschieflagen und zusätzlich zum Bewusstwerden der krank machenden „Schaltstellen" in der Aura. Der Klient nimmt plötzlich Bilder aus seinen Lebenserinnerungen wahr, manchmal auch symbolische Bilder und versteht dabei, welche Gefühle in seiner Aura angetrennt werden und zur Energieschieflage führen. Im Nachgespräch bzw. im Vorgespräch zur nächsten Sitzung können meine Klienten meistens sehr deutlich benennen, welche Gefühle sie bisher missachtet haben, weil sie diese gar nicht bewusst wahrnehmen konnten. Praktisch immer entsteht daraus der tiefe Wunsch, diese Gefühle nicht noch einmal verdrängen zu wollen, sondern weiter präsent zu halten. Das bedeutet aus Sicht der Aura, dass die Gefühle, die immer wieder abgetrennt und ersetzt wurden, damit als energetischer Überschuss in der somatischen Aura geblieben sind, nun deutlich gespürt werden und zum Ausdruck gebracht werden. Zunächst in der Therapie im Kontakt mit mir, indem sie ausgesprochen werden. Im zweiten

Schritt auch im Alltag, natürlich mit der Erfahrung, dass die Gefühle nicht unbedingt akzeptiert werden. Bei wirksamer Therapie lassen die Klienten ihre wahren Gefühle jedoch nicht mehr in der somatischen Aura verschwinden, sondern finden Wege, diese auszudrücken und zu ihnen zu stehen. Häufig lösen sich plötzlich körperliche Probleme, Wirbel finden ihre Position wieder, Muskelverhärtungen werden weich, Magenkrämpfe entspannen sich, Hautausschläge verschwinden.

Natürlich ist Traumlandtherapie genau wie alle anderen Behandlungsmethoden keine Wunderheilung. Sie ist allerdings eine hervorragende Ergänzung oder genau genommen Erweiterung der Quantenheilung. Die Behandlungszeit beträgt ca. 20, höchstens 30 Minuten. Zusammen mit einem ausführlichen Vorgespräch ergibt sich eine Sitzungsdauer von etwa einer Stunde. Um die Therapie zu unterstützen, zeichne ich die Trancereise durch das Land der Träume während der Sitzung mit Hilfe eines digitalen Diktiergerätes auf und brenne meinen Klienten eine CD, die sie direkt mit nach Hause nehmen können. Die CD wird bis zur folgenden Sitzung, die in der Regel eine Woche später stattfindet, täglich angehört. Das tut den meisten Menschen gut und hat zwei wesentliche Effekte. Einerseits nehmen sich meine Klienten täglich 20 bis 30 Minuten Zeit, um zur Ruhe zu kommen und schalten dabei aufgrund der Visualisierungen die Verstand-Aura weitgehend ab. So kann die Quantenheilung ihre Wirkung weiter entfalten. Andererseits ergeben sich täglich neue Bilder der Erinnerung oder spontane symbolische Bilder beim Anhören der Reise, was zeigt, dass weitere ruhende Blaupausen aktiviert werden. Das führt zu einer breiteren und intensiveren Wirkung der Therapie. Natürlich erledigen sich bei gründlichem Energieausgleich in der Aura theoretisch alle akuten Probleme oder Krankheiten. Doch denken sie bitte immer daran, dass die krank machenden Blaupausen in der Aura verbleiben. Also ist es zur langfristigen Gesunderhaltung notwendig, die ursprünglichen Speicherbilder immer wieder zu aktivieren, bis ihre natürliche Verarbeitung ohne Ersetzungen wieder zur Routine der Verstand-Aura wird. Wir können nicht einfach davon ausgehen, dass es nur eine einzige Blaupause ist, die ersetzt wird und zu Krankheiten führt. An anderer Stelle der Aura kann das Gleiche im Gange sein und sich noch nicht als Krankheit manifestiert haben. Denken sie immer auch daran, dass es nur eine Frage der Zeit ist, bis eine gereinigte Aura wieder in die gleichen Schieflagen kommt, wenn die Routine des Ersetzens des Körpergefühls nicht durchbrochen wird.

Selbstverständlich gibt es viele weitere Möglichkeiten, Quantenheilung in Therapiekonzepte zu integrieren bzw. eigene Therapiekonzepte darauf aufzubauen. Verwerfen sie daher ihre bisherige Arbeit nicht, wenn sie die Erfahrung gemacht haben, dass sie wirksam ist. Finden sie einfach ihren Weg der Therapie, ob sie nun auf Quantenheilung als alleinige Methode bauen oder diese ergänzen und erweitern möchten. Vor allem sollten sie auf ihr Gefühl vertrauen. Wenn sie sehr sensibel sind für ihr Bauchgefühl, dann spüren sie, was richtig ist und was hilft. Ihre somatische Aura signalisiert es ihnen so wie meine mir. Wir müssen nur darauf hören und das umsetzen, was wir wirklich spüren - Das ist nicht immer leicht, doch die Mühe lohnt sich - garantiert!

Nachwort

Möglicherweise entdeckt die Quantenphysik eines Tages die Zusammenhänge des energetischen Heilens und kann anhand physikalischer Gesetze all das nachvollziehbar und erklärbar machen, was wir bisher nur phänomenologisch beschreiben können. Möglicherweise könnte der Streit der Wissenschaftler und Heiler dann beigelegt und gemeinsam an den Fortschritten der Therapien gearbeitet werden. Vielleicht auch könnten möglichst viele Bedingungen für das Funktionieren der Behandlungen gefunden werden, die uns helfen könnten, möglichst vielen Menschen energetische Heilung anzubieten, ohne in der Ecke des Okkulten und mit dem Verdacht der Betrügerei stehen zu bleiben. Doch bin ich mir darüber im Klaren - und vermutlich alle Interessenten der Quantenheilung auch - dass physikalische Beweise und eine konsequente Erforschung energetischer Vorgänge, die in diesem und vielen anderen Büchern zu alternativen Heilmethoden beschrieben werden, nicht unbedingt mehrheitlich gewollt sind. Was ein Segen für die Menschen sein könnte, wäre wohl auch ein wirtschaftlicher oder machtpolitischer Fluch für manche Interessengruppen. In der Hoffnung, dass viele Menschen dieses Buch zum Anlass nehmen, die energetische Heilung praktisch auszuprobieren und Erfahrungswissen aufzubauen, um schließlich etwas Gutes damit zu tun, alternative und vor allem energetische Heilmethoden weiter zu entwickeln, möchte ich dieses Buch nun schließen. Ich bedanke mich gleichzeitig bei allen, die es geöffnet haben und vielleicht damit offener geworden sind - Auch das ist Quantenheilung!

Ingo Michael Simon, Wolfgang Zimmer
im Juli 2012

Passend zum Buch: Der Audiokurs

Quantenheilung lernen in nur 40 Minuten!

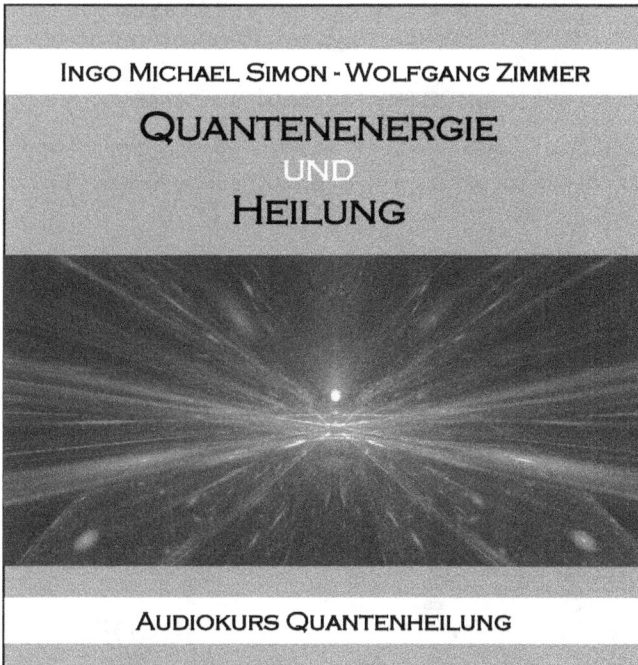

INGO MICHAEL SIMON - WOLFGANG ZIMMER

QUANTENENERGIE
UND
HEILUNG

AUDIOKURS QUANTENHEILUNG

Hörproben und Bestellmöglichkeit:
www.verlagis.de

ISBN 978- 3-943323-13-9

Bücher des Autors zur Quantenheilung

Quantenenergie in der Praxis
ISBN 9783839166246

Quantenenergie in der Praxis 2
ISBN 9783839182666

Zwänge abschalten mit Quantenenergie
ISBN 9783839139011

Schmerzfrei mit Quantenenergie
ISBN 9783842328938

Angstfrei mit Quantenenergie
ISBN 9783839161296

Nichtraucher mit Quantenenergie
ISBN 9783839168202

Behandlungstermine, Fernbehandlung und Ausbildung

www.wolfgangzimmer.verlagis.de
www.praxissimon.de

Die Musik zur Quantenheilung

von Jean Blume und Andrea Wolf

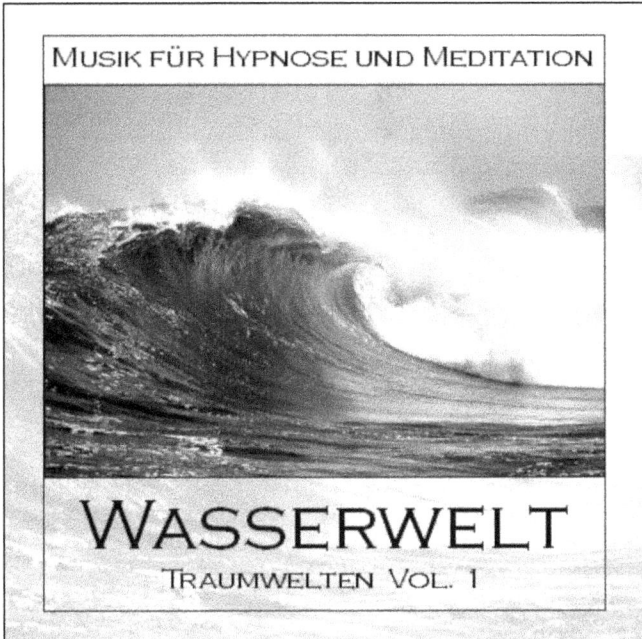

MUSIK FÜR HYPNOSE UND MEDITATION

WASSERWELT

TRAUMWELTEN VOL. 1

Hörproben und Bestellmöglichkeit: www.verlagis.de
GTIN/ISBN 4260308050008

Weitere Titel der Reihe TRAUMWELTEN

Vol. 2: Windspiele - GTIN/ISBN 4260308050015
Vol. 3: Feuerzauber - GTIN/ISBN 4260308050022
Vol. 4: Erdtöne - GTIN/ISBN 4260308050039

Bücher des Autors

Buchreihe: Zehn Hypnosen

Simon, I. M.: Zehn Hypnosen. Band 1: Raucherentwöhnung
Norderstedt: Books on Demand 2009. ISBN: 978-3-8391-1838-2

Simon, I. M.: Zehn Hypnosen. Band 2: Angst und Unruhezustände
Norderstedt: Books on Demand 2009. ISBN: 978-3-8391-0659-4

Simon, I. M.: Zehn Hypnosen. Band 3: Burn Out
St. Wendel: Verlag Ingo Simon 2012. ISBN: 978-3-943323-08-5

Simon, I. M.: Zehn Hypnosen. Band 4: Übergewicht reduzieren
St. Wendel: Verlag Ingo Simon 2012. ISBN: 978-3-943323-09-2

Simon, I. M.: Zehn Hypnosen. Band 5: Vergangenheitsbewältigung
St. Wendel: Verlag Ingo Simon 2012. ISBN: 978-3-943323-10-8

Buchreihe: Hypnose und Trancetherapie

Simon, I. M.: Hypnosepraxis. Ein Leitfaden der Trancearbeit;
Norderstedt: Books on Demand 2009. ISBN: 978-3-8370-7629-5

Simon, I. M.: Reframing in Trance. Perspektiven mit Hypnose ändern
Norderstedt: Books on Demand 2009. ISBN: 978-3-8370-7639-4

Simon, I. M.: Rückführungen. Leitfaden der Reinkarnationstherapie
Norderstedt: Books on Demand 2009. ISBN: 978-3-8370-7642-4

Weitere Hypnosebücher

Simon, I. M.: Hypnose kreativ gestalten. Anleitungen und Texte für die Praxis
Norderstedt: Books on Demand 2012. ISBN: 978-3-8448-0308-2

Simon, I. M.: Der Hypnosebaukasten. Textbausteine und Anleitungen
Norderstedt: Books on Demand 2010. ISBN: 978-3-8391-8109-6

Simon, I. M.: Grundkurs Hypnose. Norderstedt: Books on Demand 2009
ISBN: 978-3-8391-0170-4

Simon, I. M.: Suggestionen richtig formulieren. 10 Minimax-Techniken für Hypnotiseure. Norderstedt: Books on Demand 2009. ISBN 978-3-8370-9519-7

Trancegeschichten

Simon, I. M.: Fang wieder an zu leben. Trancegeschichten der Traumlandtherapie
St. Wendel: Verlag Ingo Simon 2012. ISBN: 978-3-943323-05-4

Simon, I. M.: Wellen am Horizont. Trancegeschichten
Norderstedt: Books on Demand 2009. ISBN: 978-3-8391-1394-3

Simon, I. M.: Heilsame Fantasien. Trancegeschichten
Norderstedt: Books on Demand 2010. ISBN: 978-3-8391-0899-4

Heilpraktikerbücher

Simon, I. M.: Heilpraktiker für Psychotherapie. Prüfungswissen.
Norderstedt: Books on Demand 2007. ISBN: 978-3-8334-9867-1

Simon, I. M.: Heilpraktiker für Psychotherapie. Die mündliche Prüfung.
Norderstedt: Books on Demand 2008. ISBN: 978-3-8334-9868-8

Simon, I. M.: Heilpraktiker für Psychotherapie. Die schriftliche Prüfung.
Mit kommentierten Amtsarztfragen. Norderstedt: Books on Demand 2007.
ISBN: 978-3-8370-0347-5

Simon, I. M.: Heilpraktiker für Psychotherapie. 20 Fallbeispiele.
Norderstedt: Books on Demand 2008. ISBN: 978-3-8370-1090-0

Simon, I. M.: Endlich Heilpraktiker. Die häufigsten Irrtümer in der Psychothe-
rapieprüfung. Norderstedt: Books on Demand 2007. ISBN: 978-3-8370-0329-1

Simon, I. M.: Übungsaufgaben Psychotherapie. Zur Vorbereitung auf den kleinen
Heilpraktiker. Norderstedt: Books on Demand 2007. ISBN: 978-3-8370-0683-4

Simon, I. M.: Crashtest Psychotherapie. Zur Vorbereitung auf den kleinen Heilpraktiker. Norderstedt: Books on Demand 2007. ISBN: 978-3-8370-0709-1

Simon, I. M.: Spezialtest Psychotherapie. Für kleine und große Heilpraktiker.
Norderstedt: Books on Demand 2008. ISBN: 978-3-8370-5838-3

Simon, I. M.: Heilpraktikerprüfung Psychotherapie. 200 kommentierte Aufga-
ben. Norderstedt: Books on Demand 2008. ISBN: 978-3-8370-6017-1

Simon, I. M.: Diagnosetraining Psychotherapie. Ein Arbeits- und Nachschlage-
buch. Norderstedt: Books on Demand 2008. ISBN: 978-3-8370-4281-8

Simon, I. M.: Psychotherapie. Der Fragenkatalog. Fachwissen Heilkunde.
Norderstedt: Books on Demand 2009. ISBN: 978-3-8370-5396-8